AF480482

NO TE RINDAS

Soledad Morillo Belloso

Soledadmorillobelloso@gmail.com

@solmorillob

"No te rindas"
no es un texto de autoayuda. Dios me
libre de tamaña impostura literaria. Esto
es solo nuestra historia, puesta en negro
sobre blanco, porque esta experiencia
tiene que servir para algo y esta historia
no debe quedar escondida tras paredes.

No te rindas / 6

A mi marido, Arnaldo Arnal
Vallenilla

A todos los que luchan contra
el cáncer

Esto no se puede decir,
no se puede escribir,
no se puede contar. Esto se
vive;
es todo.
-Simone de Beauvoir

PRÓLOGO

Quien escribe las páginas que vienen a continuación se llama Soledad, aunque nunca ha estado sola. Creció rodeada de afecto y afectos, y hace algo más de veinte años, encontró al amor de su vida, Arnaldo Arnal Vallenilla. No todos tienen esa fortuna.

El destino, insondable, inexplicable y en ocasiones abismal, hace treinta y tres años se llevó a su hermano Carlos Morillo Belloso, mi amigo querido. A través de él conocí a Sol, como le decimos quienes la queremos. Y definitivamente, le viene mejor el sol que la soledad, porque es una mujer llena de luz, aguerrida y valiente. Que lo sea es un enorme activo, porque hace unos meses a Arnaldo le diagnosticaron una "lesión". Un eufemismo para no decir la palabra que todos tanto tememos: cáncer. Y Sol sacó toda esa garra, esa fibra, esa fuerza interna para acompañar a su marido y hacerle frente al enemigo.

Sol siempre ha escrito. Leerla es una delicia. Uno se queda con ganas de más al terminar. Y en la escritura encontró el medio para catalizar su dolor. Recuerdo sus palabras cuando conoció el diagnóstico: "El cáncer ya me arrebató a mi hermano y ahora se quiere llevar a mi marido. Pues no. No me da la gana".

Como Sol no podía responder la catajarria de mensajes que recibía, comenzó enviando un reporte diario para familiares y amigos del progreso del tratamiento de Arnaldo. Pero esos escritos, concebidos para ese fin, fueron mucho, mucho, mucho más que eso: revelaron sus dolores, sus angustias y sus frustraciones. Plasmaron en letras su catarsis, sus reflexiones y sus esperanzas. El último reporte refleja la alegría de una mejoría que aparentemente seguirá su curso y eso es lo que deseamos todos los que los conocemos y sentimos profundo cariño por ellos.

Como explica ella misma, este no es un texto de autoayuda. Es la voz de una mujer vertiendo su alma y desnudando su corazón. Y para quienes están pasando por la misma situación que ella, esa voz se convierte en un apoyo invalorable, en la compañía que entiende, que interpreta, que se hace eco del cataclismo por el que pasan la psique y los sentimientos en momentos así.

También es, para todos, un alerta de cómo la vida puede cambiar de un momento a otro. De cómo algo que parecía un pedazo de pan duro que raspó la tráquea en su paso hacia el estómago, no fue tal cosa, sino "la lesión". De cuán fácil es pasar de estar sano a estar enfermo. De lo importante que es el sostén de alguien que nos quiere. De cuánto alivio sirve saber que no estamos solos. De valorar el afecto de los amigos. De conocer quién es quién en nuestras vidas y hacer limpieza profunda de los que no nos quieren, porque, simplemente, no los necesitamos.

Les pido que lean despacio. Que saboreen cada oración, porque todas están bellamente escritas, con el amor a flor de letra. Que al mismo tiempo aprehendan las que son desgarradoramente reales o tristes y que "lloren como unos descosidos". A fin de cuentas, de eso se trata estar vivos. Por eso este escrito es un canto de vida y un canto a la vida, aunque no haya epílogo y nada sea "tan fácil como pelar mandarinas".

Gracias, querida Sol, por invitarme a acompañarte en este testimonio. ¡No nos rendimos!

Carolina Jaimes Branger

Todo comenzó aquella mañana

El 19 de abril de 2022 fuimos al médico. Aquella ronquera con carraspera, que no se le pasaba chupando pastillitas de eucalipto, no era un trozo de costra de pan que le había rasgado la garganta.

Un médico; otro, de inmediato. Un tercer médico. Todos con cara de angustia y consternación. Aparatos para ver por dentro. Radiografías. Resonancias, Tomografías. Laringoscopia. Exámenes de sangre. Toda la constelación de modos de diagnóstico.

Una "lesión", me dijeron, con los rostros invadidos de urgencia. Eufemismo para hablar de un tumor que a todas luces pintaba mal. Quizás cáncer. Sustantivo. Palabra de seis letras, llana, con tilde. Su significante, la traducción fónica de un concepto, y su significado, su correlato mental, eran igual de aterradores.

Soy Soledad, la esposa de Arnaldo Arnal Vallenilla. Esta es nuestra historia.

Meses

Llevamos meses luchando. Han sido meses de ver a Arnaldo dejándose la piel en batallas. Y, también, meses viendo la lucha de otros. Uno dice meses y le parece corto. Hay gente que lleva años en esto. Pero no, estos meses han tenido sabor a eternidad.

En las heladas salas de radioterapia y quimioterapia he visto y veo a muchos solos. Convertidos en sufrientes más que en pacientes. Solos. Dolorosamente solos, luchando sin alguien que les tome de la mano. Valientes. Eso son. Niños, jóvenes, mayores. Muchas veces me acerqué a estar con ellos, a compartir su silencio, o simplemente a escucharlos. Les busqué un vaso de agua, les arropé. No les pregunté por qué estaban ahí solos, por qué no había algún familiar, algún amigo con ellos. ¿Para qué?

Otros, acompañados. Seres humanos cercanos, sus seres queridos, allí, leyéndoles, tomándolos de la mano, acompañándolos en las horas de suplicio. Las cargas pesan menos si se comparten.

Arnaldo nunca ha estado solo. Estuve a su lado, siempre. No por caridad, lástima mal entendida o el funesto y tan patético "pobrecitismo". Fue mi incapacidad total para el desapego y para conjugar los verbos en singular. Yo no vivo con "si" condicional. No cabía el "si tengo tiempo", "si puedo". Alejandro Sanz canta: "... dar de lo que te sobra no es compartir, es dar limosna".

Un día empecé a escribir, en la minúscula pantalla de mi celular, con el corazón sofocado. Lo hice ejerciendo mi derecho a la legítima defensa. Y para evitar caer en el despropósito de gritar. Comencé a volcar en textos lo que iba sintiendo. Párrafos desvestidos de toda precaución, aun a riesgo del escrutinio público que no suele ser compasivo y está siempre presto al juicio inquisidor. Miedo, angustia, tristeza, desconcierto, ansiedad, descorazonamiento, desaliento y, sobre todo, mucha, muchísima rabia. El abanico completo de otros sentimientos para los que no encuentro palabras se desplegaba. Uno siente que todo cruje dentro y fuera.

En medio del más absurdo desasosiego, perdida en todo tiempo y lugar, sin maquillaje ni disfraz, escribir lo que sentía fue la única manera de ordenar mis emociones mientras transitaba por la catástrofe. Porque eso ha sido todo esto, una catástrofe.

Quizás, solo quizás, estos textos puedan servirle de muleta o tal vez de manta a quienes circulan por el largo, estrecho y sinuoso camino del cáncer. No me interesa el dinero, aunque vaya si nos hace falta. Me interesa mucho más ayudar a conocidos y desconocidos. Darles tal vez la mirada descarnada de quien atravesó (y atraviesa aún) por el enlodado y oscuro túnel y que vaya si entiende por lo que están pasando. Escribo sin cuidos y desvestida de prejuicios, porque sobran.

No hallo mejor manera de titular este libro que "No te rindas". No es un libro de autoayuda. Lo aclaro porque no solo es un género que francamente no me gusta, sino porque la lucha contra el cáncer necesita ayuda, mucha ayuda, comprensión, mucha comprensión. Quienes lo sufren y enfrentan no deben ser arrinconados en los parajes del "hazlo tú mismo". Con el cáncer nadie puede solo.

Seguramente, algunos se hallarán retratados de cuerpo entero en estas narraciones, por haber estado cerca, muy cerca, o por su escandalosa ausencia, su inexplicable e inexcusable distanciamiento.

En estos meses aprendí mucho. A entender y a entenderme. A descubrir mis fortalezas. A perdonar mis muchas flaquezas. A saber que la vida se abre paso en medio de la oscurana y la adversidad. A que detrás del "no" se esconde un "sí". A distinguir la palabrería fatua y banal, cargada de un lenguaje lujuriosamente disfrazado de cercanía, de los cálidos brazos que amparan y las manos que cobijan con amor genuino. "Obras son amores y no buenas razones", vieja frase en mi memoria que mi adorada tía Mimina repetía con frecuencia y que se hizo cierta en toda esta travesía de helados infiernos. Pero hay quienes quieren, o tal vez necesitan, hacer de todo un carnaval, una romería, una bulla de una verbena de un domingo cualquiera. Cuán equivocados están. Quizás algún día, si despejan bien las ecuaciones, se calzarán los lentes que requieren para corregir su miopía y lograrán ver y verse.

"No te rindas" es en donación a GURVE y ARSUVE, las unidades oncológicas que operan en el Centro Médico Docente La Trinidad y sus gemelas en el Instituto Médico La Floresta, en Caracas, Venezuela, donde son atendidos cientos de pacientes afectados por el cáncer. Con mi reconocimiento, admiración y gratitud. En un país con miles y tan variopintas minusvalías, encontrarse con gente que cada día hace todo por superar los obstáculos sin andar lloriqueando por los pasillos es evidencia del país que podemos tener y que no tenemos. Allí en esos espacios de La Trinidad y con quienes allí trabajan, encontré la ayuda médica, la comprensión, la calidez y, también, la dulzura sincera que tanto necesitamos. El cáncer no es solo una enfermedad del cuerpo; contamina el alma. Ellos lo saben, lo entienden. Se preocupan y se ocupan.

Ojalá esto que he escrito, esta crónica de mi travesía como cuidador, sirva a muchos que sufren en ese trayecto de lucha contra el cáncer, doquiera que se encuentren, a veces en atronador silencio, enterrados en gritos de desesperanza, o, como yo, con escondida, disimulada y feroz depresión. Sí, no nos engañemos: esto es un sufrimiento. Sufre el enfermo, sufre el cuidador, sufren la familia y los amigos, y, también, sufren todos los de batas y uniformes.

A pacientes, cuidadores y sanadores van las letras de esta pequeña escritora. Palabras vertidas en una suerte de bitácora de confesiones que estos dedos destilaron en algunos insomnios y algunas lluvias.

Margarita, 20 de mayo, 2022

La esperanza es la paciencia
con la lámpara encendida.
-Anónimo

Bastar

El pedazo de mar que veo desde el balcón está en calma. Poderosamente tranquilo. Eso tiene este Caribe margariteño. Está, sin estorbar, sin agredir, como diciendo que la vida es eso, un simple estar. Que es mucho pedir el ser.

Horas ya sin electricidad, sin conexión, en animación suspendida. La mente no me da tregua. Los pensamientos son pájaros negros que revolotean sobre mi cabeza. Como si quisieran anidar en mi pelo desordenado.

No logro armar el rompecabezas. Cáncer. Arnaldo tiene cáncer. En la garganta. Un nombre estrafalario. Carcinoma epidermoide supraglótico. Estadio IV. Sin compromiso linfático. Sin metástasis. Tuve que buscarlo en Google.

Lo operaron. Aquí, en Margarita. Le hicieron una biopsia y le pusieron un traqueostomo. A la hora y poco más de haber terminado la cirugía, el doctor, aun sin tener los resultados de la patología pero usando su ojo clínico, me puso la mano en el hombro y me dijo la verdad cruda: "Esto es cáncer y es malo". Dos días de hospitalización.

Nos vamos a Caracas. A seguir tratamiento. Boletos para el 26 de mayo. Pongo la vida de Arnaldo y la mía en manos de los Vera, de GURVE y ARSUVE. Ellos sabrán qué hacer.

Me muero de miedo. Es un miedo que me aprieta las costillas. No entiendo nada. O lo que entiendo me espeluzna, me pone peor. Es un rompecabezas en tres dimensiones. Hay piezas que faltan; otras están rotas, como si un voraz depredador las hubiera mordisqueado. No hay instrucciones ni manual de procedimiento. Con lo que hay tiene que bastar. No sé cómo, pero me tiene que bastar.

Paciencia. Nueve letras que se me escabullen entre los dedos. No la venden en la farmacia. Hoy es 20 de mayo. Hace treinta y tres años murió mi hermano Carlos. De cáncer.

Acabo de dejar a Arnaldo en la cama. Le di sus medicamentos. No me lo dijo, pero lo sé: está absoluta y totalmente aterrado. Y yo también.

Margarita, 29 de mayo, 2022

No hay medicina para el
miedo.
-Proverbio escocés

La muerte toca la puerta

El 26 de mayo viajábamos a Caracas. Una maleta apenas, con lo indispensable. Miguel Angel nos buscaría en Maiquetía y nos llevaría a casa de María Mercedes y Andrés, donde nos hospedaríamos por unos días hasta organizar dónde vivir. Al día siguiente habría cita en GURVE y ARSUVE. Con Andrés Vera y Carlos Sucre. Raúl Vera, a la distancia, pendiente.

Y entonces, todo, absolutamente todo se derrumbó.

Aquella mañana Arnaldo tuvo una crisis de proporciones

cataclísmicas. Todo su cuerpo falló. En la clínica a la que entramos en ambulancia, colapsó. En esa sala de urgencias lo tuve muerto en mis brazos. Me sacaron de la sala. Desde una esquina vi horrorizada cómo le hacían todo lo que seguramente está en los libros médicos.

Tres horas después, mínimamente estabilizado, lo pasaron a Cuidados Intensivos. Los Palacios y los Hernández, compungidos, me abrazaron. Ellos tampoco entendían cómo habíamos llegado a este caer sin freno por un barranco.

Estuvo técnicamente muerto y lo lograron revivir. Lo que tuvo fue muy grave. Una bacteria maldita (nosocomial, Pseudomona aeruginosa) hizo estragos en su cuerpo. Perdió la conciencia y aún no sé cómo este terrible episodio no le dejó secuelas neurológicas.

Seis días en Cuidados Intensivos. Me dejaban entrar más del

tiempo regulado porque no había otros pacientes. Pero en las noches no. Me iba a casa pero la angustia me superaba, así que prefería pasar la noche en el carro en el estacionamiento de la clínica. Luego lo pasaron a un cuarto. Ahora está relativamente mejor, dentro de seguir estando de mucho cuidado y muy delicado. Puede entrar en crisis en cualquier momento. Ha perdido mucho peso y masa muscular. Tiene hambre y come por efecto de los esteroides. Dieta semi blanda y varios vasos de Ensure al día. Tratamiento con anticoagulantes. Riesgo de trombosis. Antibióticos intravenosos hasta que los cultivos den por ausente la infección. El cáncer ha progresado. Hay que irse a Caracas, lo antes posible. No hay tiempo que perder.

Me dicen que no se le puede quitar el traqueostomo y que tiene las cuerdas vocales severamente afectadas. Hay que trasladarlo a Caracas en aeroambulancia. Y eso es la suma de todas las complicaciones.

El traslado lo puede afectar, se puede volver a descompensar. Por eso es indispensable que al llegar a Caracas vaya directo a la clínica, para revisión. ¿Cuándo? Cuando se pueda.

Tiene necesidad de aspiraciones, al menos dos o tres diarias, y si bien han logrado que pase algunas horas del día sin respirador, hay que estar siempre preparados para que haga una crisis y lo necesite. Ese oxígeno es con condensador y con una manguera que se conecta a una mascarilla sobre el traqueostomo. Lo nebulizan mínimo dos o tres veces al día. El cuidado del traqueostomo es indispensable. Y, además de la terapia respiratoria, va a necesitar terapia para recuperar masa muscular y movilidad.

Ha pasado por severos ataques de ansiedad. Y todavía no ha empezado el tratamiento del cáncer, que en el mejor de los casos supone radioterapia y quimioterapia.

Algunos flamingos tienden a ser monógamos. Tardan en hacer pareja. Pero una vez que consiguen su pareja ideal, permanecen juntos hasta el final de su vida. Si uno muere, el otro se desvincula de la parvada, se queda solo y al tiempo muere.

Veo negro. Me tiembla todo. Tengo un nudo en la boca del estómago. Y este maldito dolor de cabeza que no se me quita.

Caracas, 24 de junio, 2022

Las palabras nunca alcanzan
cuando lo que hay que decir desborda el
alma.
-Julio Cortázar

Sin disimulos

Tras varios días de hospitalización, logramos llegar a Caracas el 15 de junio. En aeroambulancia. Una odisea que ojalá algún día pueda olvidar. Ese mismo día, al llegar al Centro Médico Docente La Trinidad Arnaldo desapareció en los pasillos, por horas, y le hicieron no sé cuántos exámenes.

Al día siguiente, Andres Vera, mi amigo desde tiempos de las fiestas con picó, me habló claro. Sin melindres. Nada de melaza ni medias tintas. "Lo que viene es duro".

Ya iniciaron tratamiento. Para el cáncer, para las bacterias, para su cuerpo magullado. No hay medicina para su alma rota. Raúl, hermano mayor de Andrés, también oncólogo y amigo de Arnaldo desde plastilina, está fuera del país. Pero está cerca, muy cerca, tanto que en la distancia siento su mano que me ataja para aminorar este golpe.

No voy a negar -y mucho menos a esconder- que tengo la vida hecha pedazos. No soy mujer de disimulos. Me empino sobre esta desgracia y lucho. Sé que en buena medida las posibilidades de superar esto dependen de mí. No puedo ni quiero rendirme. Me aferro, con uñas y dientes, a la estadística. 55%. Eso me dice Andrés. Eso me confirma Raúl. Y si ese porcentaje les alcanza a ellos y a todo el equipo de médicos para combatir, con todos sus conocimientos y tecnologías, pues a mí también ha de bastarme. Y si fracasamos, ah, que no sea porque no lo intentamos con todo. Esto es lo que hay. A esto hay que plantarle cara. Eso hago. Por muy amargo que sea el trago.

De mi mamá heredé el escapulario de mi bisabuela Soledad. Me lo pongo en el cuello. No es un adorno. No es por un asunto religioso. Es mi mamá cerca de mi corazón.

Caracas, 28 de junio, 2022

Cáete siete veces, levántate
ocho.
-Proverbio chino

Hojarasca

He pensado mucho en estos días. A pesar de correr como desquiciada de un lado para otro y de verme forzada a una agenda incontrolable, me he obligado a reflexionar en medio del extravío.

¿Cómo estoy? Me siento triste, miserablemente triste. Desastrada por dentro y por fuera. Siento como si me hubieran apuñalado en una esquina cualquiera en una noche lluviosa y tuviera que arrastrarme por el pavimento para procurar ayuda. Derrengada a todas horas. Camino cada día por un desfiladero y cada minuto pierdo más de lo que consigo ganar. A cada paso caen piedras y siento que casi patino hacia el precipicio.   Duermo poco y mal. Me niego a tomarme un somnífero. La muerte se me asoma por los resquicios en cada vuelta, cada esquina. Está ahí, anunciándose, con mofa y escarnio, predicando su perversidad, con la desfachatada pedantería del delincuente que da por segura su impunidad. Me reta cada segundo.

No tengo ni la menor idea de quién triunfará en esta refriega. Sé que si la muerte gana, no le será fácil. Porque, a pesar de estar rota, me encuentra de pie, adversándola. Soy un hueso duro de roer.

En esta lucha han quedado al descubierto verdades rutilantes y también se han quedado sin máscaras las farsas, esas que tan bien describieron los grandes autores de la antigua Grecia en sus obras que llevan milenios sin que sus páginas pierdan vigencia.

Lucharé aunque no me quede nada. Caeré cien veces y cien veces volveré a ponerme en pie. Si superamos esto, aunque quede rota, podré mirarme al espejo y sentiré que hice lo posible y lo correcto. Lo que la ética y la moral me dictaron. Y si fracaso, también me miraré al espejo y no sentiré vergüenza de mí misma. El resto no es más que una hojarasca que mueve el viento.

Todos los días hablo con el señor Juan. Es el cuidador en el estacionamiento de radioterapia. Él no lo sabe, pero su amabilidad y bonhomía son analgésicas para mis dolores. Tiene una natural sabiduría. Hablamos mucho. Me cuenta su vida. Su alma es cortés, generosa, trascendente. Me siento a su lado y, como las lagartijas, procuro algún rayo de sol

Caracas, 30 de junio, 2022

A veces en la vida hay que saber luchar no sólo sin miedo, sino también sin esperanza.
-Alessandro Pertini

Estar, para ser

En su obra La Ceremonia del Adiós, Simone de Beauvoir escribe: "Esto no se puede decir, no se puede escribir, no se puede contar. Esto se vive; es todo".

Es mentira que uno puede prepararse. Uno piensa: "Si a mí me pasara esto o lo otro...". Qué va, la realidad supera con creces cualquier pensamiento previo. Lo que ocurre te revuelca, te monta en una vorágine y se ríe a carcajadas de ti.

Trato de armar una agenda, de poner algo de orden y concierto en todo este desaguisado. Intento manejar con un mínimo de lógica lo que pasa.

Razonar, racionalizar. Dos por dos tiene que dar cuatro. Imposible. La lógica se hizo añicos. Dos por dos resulta que ahora da 7, o 35, o 59, no 4. Y lo único que queda es tratar de hacer lo que se pueda hacer, cuándo y cómo se pueda hacer, si se puede hacer.

Arnaldo se siente extraviado. Al malestar que lo acosa 24 horas al día se suma el sentir que ha perdido todo derecho a decidir. Parece poco importante, pero ha perdido algo muy preciado: la libertad. Está metido en un torbellino que lo zarandea sin misericordia. Como si estuviera montado en un avión cuyos motores se incendiaron y la aeronave cae en picada libre. El capitán intenta planear. Busca cómo hacer un aterrizaje de emergencia. Las mascarillas de oxígeno caen, los pasajeros atinan a ponérselas, pero ni ellas ni los cinturones de seguridad evitan que sientan el pánico tensando cada músculo.

Duele ver cómo quienes deberían ser los primeros en poner el hombro, se escurren por las veredas de la indiferencia. El español hace clara distinción entre lejos (adverbio) y lejano (adjetivo). Se puede estar lejos y sin embargo no lejano.

Pero Arnaldo sabe que puede contar conmigo. Me tomo muy en serio el concepto de compromiso. Quienes eso valoran, entienden que no basta con declaraciones sosas o llenarse la boca con frases idiotas. Hay que estar para ser. Lo contrario no es amor, es farsa, pantomima. "... Usted sabe que puede contar conmigo...". Lo escribió Benedetti y Serrat le puso música.

En fin, paso la página. No tengo espacio para más dolores, ni espaldas para más pesos. Y si algo no voy a hacer es acumular falencias. No sirve para nada.

Caracas, 1 de julio, 2022

No te rindas
que la vida es eso,
continuar el viaje,
perseguir tus sueños,
destrabar el tiempo,
correr los escombros
y destapar el cielo.
-Mario Benedetti

Musculatura

Otro día más. O menos. Da lo mismo contar para atrás o para adelante. Otro día en esta guerra. Porque eso es, una guerra. Es conjugar el verbo luchar. Batallar en primera persona del plural.

Cualquier psiquiatra o psicólogo clínico me daría recomendaciones de librito. Supervivencia 101. No es así. Esto es despertar todos los días en una intrincada selva desconocida, llena de alimañas, que a juro hay que atravesar.

Es todos los días hallar respuestas y descubrir que cambiaron las preguntas.

Estamos, ambos, sin brújula, extraviados en esta densa niebla. Pero no hay de otra que seguir caminando, cuidándonos mucho de resbalar y caer en esos pozos engañosos que en realidad son arenas movedizas. Paramos, apenas unos momentos, para recuperar el aliento, y arrancamos de nuevo.

A veces el silencio me ayuda. El ruido me sofoca, me aturulla. Tengo que escabullirme. De todo y de todos. Aunque solo sea por unos minutos. Encontrar un lugar, un refugio donde agazaparme y conseguir escuchar mis propios pensamientos. En ellos pueden estar las fuerzas para cada día seguir. Esto es ejercitar todas las musculaturas, incluida la de la esperanza. En la clínica he descubierto guaridas para esconderme. Hay recodos a los que nadie va. Son como mis madrigueras. Voy a esos lugares, pongo en modo mute el celular y me siento en el suelo. Veo la naturaleza. Los arboles, los pequeños animalitos. Me fijo en una fila de hormigas. Cargan el doble o triple de su peso. Si ellas pueden, yo tengo que poder.

En la sala de espera de radioterapia hay unas cuantas revistas de poesía. Sensato. La poesía ha sido desde siempre la letra que el ser humano escribe para no rendirse. Las mejores epopeyas están escritas en verso. Trato de recordar trozos de esos poemas, que he leído mil veces. Pero mi mente está tan cansada que hasta la memoria me abandona. Mientras espero leo esas revistas. Leer poesía es complacer la estética.

La radioterapia no duele. Pero quema. Por dentro y por fuera. Arnaldo toma un brebaje preparado, solución Wonder, para aliviar el dolor y ardor de las quemaduras en la garganta. La piel también sufre. Le pongo cremas. Veo cómo cada día el cuello se le calcina.

Caracas, 2 de julio, 2022

Las lágrimas nacen del
corazón, no del cerebro.
-Leonardo da Vinci

Somos dos

Mucha gente nos habla de
esperanza. No sé de qué color es la
esperanza. Yo creo que más que de
esperanza, esto se trata de valor y coraje,
de convicción, de esfuerzo.

No es no desfallecer.
Desfallecemos cada día. Es más bien
que hay que ponerse en pie, una y otra
vez.

La larga hospitalización en
Margarita lo dejó en aún peor estado
físico y, para más, con la moral en el
suelo. A veces ni abre los ojos. Está en
la cama, tirado, como un fardo. Ya ni
intenta hablar.

Le doy una bebida preparada,
un compuesto en polvo que se disuelve

en agua. Oncoplus. Debe ser el peor nombre que se le haya podido ocurrir a alguien poner a un producto. Sabe a vainilla y es proteína. Ah, pero no hay bebida energizante para los males del alma desnutrida. La mía está carente de electrolitos.

Caracas, 3 de julio, 2022

Ni el sol ni la muerte pueden
mirarse fijamente.
-François de La
Rochefoucauld

Pajaritos

5:31 am. No ha amanecido y ya estoy agotada. Hoy poco más que decir. O que pensar. Y si yo estoy así, pues él está igual, pero elevado a la N potencia.

Quisiéramos un día o dos sin nada. Sin inyecciones. Sin pastillas. Sin la tortura de las aspiraciones. Sin alarmas. Sin las horas interminables en gélidas salas y pasillos. Sin que esto nos acose por las esquinas. Pero no puede ser. Esto es una batalla sin días francos. Llovizna. El cielo está triste. Las nubes lloran.

En minutos sonará el timbre. Llegarán a ponerle más medicamentos en vena. Y luego vendrá Ericka a hacerle la terapia respiratoria y la tortura de las aspiraciones. Más tarde, radio y quimio. El cáncer es voraz, no se toma tiempo libre. No sabe de recreos. Nosotros tampoco podemos darle tregua.

Escampa. Escucho pajaritos. Le cantan a la vida. Y yo siento que a nosotros la vida se nos va. "Sentir que es un soplo la vida", canta Gardel. Sí, apenas un soplo.

Cada suspiro es como un
sorbo de vida del que uno se deshace.
-Juan Rulfo

Coraje

Hay muchas historias de guerra que narran las fortalezas insólitas que las personas desarrollan cuando la vida se les pinta de apremio. Los mejores escritores coinciden en plantear un común denominador en los protagonistas de esas historias que escriben: el coraje.

La palabra coraje deriva del francés antiguo "corage", que luego acabó decantando en "courage". La raíz de esa palabra es cor o cour (corazón). No hay coraje sin corazón.

En ocasiones la vida nos pone enfrente desafíos para los que no estamos preparados. Ante la adversidad algunos se miran al espejo y se ven como titanes. Otros se sienten frágiles. Unos y otros están equivocados. Nadie es totalmente fuerte o débil. En realidad, todos, parados frente al infortunio, tenemos momentos endebles y también contamos con un insospechado reservorio de energía. Nos bamboleamos entre la angustia, el miedo, el hartazgo y la extenuación y, cuando creemos que acabaremos ahogados, algo hace que saquemos la cabeza y tomemos esa indispensable bocanada de aire. Es en realidad un suspiro, un suspiro de vida. La perplejidad de un instante. Y nos repetimos: "No hay de otra. Sigue respirando, no te rindas".

La lucha contra el cáncer nos ha hecho a Arnaldo y a mí sacar de nuestro armario de vida un inventario de silencios. En ellos están esas palabras que son el oxígeno para esta ruta que transitamos sin mapa. Pasamos mucho tiempo sin pronunciar palabra. Nos bastan las miradas. Son las miradas del coraje.

Caracas, 5 de julio, 2022

Nada pesa tanto como el
corazón cuando está cansado.
-José de San Martín

Famélica

Tengo la cabeza rellena de
tristeza. La mía es ya como un engrudo.
Busco, en donde sea que la arrienden,
alguna certeza, por pequeña que sea, que
me dé resistencia. Pero mis emociones
nadan en un marasmo. No tengo la
pericia para andar con liviandades.

Busco las palabras sutiles,
pero mi lenguaje se queda atrapado en
estos matorrales que siento llenos de
espinas, de impureza y peligro. No, esto
no es un simulacro. No es una
descabellada puesta en escena de una
obra del teatro del absurdo al mejor
estilo Ionesco. Esto de veras está
pasando.

Dios, necesito un apoyacabeza para reposar mi pesadumbre, un cubrecabeza para no ver mi alma que ya está famélica de entereza. Un almohadón para mi cuerpo hecho jirones. No, lo sé, no es momento para ser pusilánime. "Tiritas pa este corazón partío", canta Alejandro Sanz.

Caracas, 6 de julio, 2022

Hay un límite en que la
tolerancia deja de ser virtud.
-Edmund Burke

Intolerante

Seguramente algunos dirán
que me he vuelto intolerante. Tienen
razón, lo soy.

Soy intolerante con la gente
que cree que minimizando los
problemas estos desaparecen por arte de
birlibirloque. Intolerante con quienes me
inundan con frases hechas, que más bien
parecen sacadas de algún patético libro
de autoayuda. Intolerante ante los que
creen que pueden abstraerse de esta
realidad y pintarla de colores.
Intolerante ante los que sin comerla ni
beberla pretenden venir a darnos
lecciones e instrucciones.

Los que no suman, restan. Es
así, así de simple. Si alguien no tiene

algo inteligente que decir o hacer, su mejor contribución es callar y no molestar. Si alguien no se suma a la solución, se suma a los problemas.

Pongo límites. Pinto una raya roja en el suelo. Cuelgo un letrero de "No pase". Uso la función "bloquear" en mi celular.

Caracas, 7 de julio, 2022

El coraje es la resistencia al
miedo, el dominio del miedo, no la
ausencia de miedo.
-Mark Twain

Cántaro roto

Estamos en la clínica. La Trinidad. En hospitalización. Otra vez. Marielena Gómez y Carlos Sucre me llevaron al consultorio, me sentaron en una silla y me lo dijeron, tan sobria y serenamente como pudieron. Sepsis. Grave. Puede morir. Las bacterias entraron en sangre periférica. Como terroristas. Se lo comen a dentelladas. Me tiembla todo. La estadística ha empeorado. Se ha ido adelgazando, como nosotros. No pasa ahora del 40%. Me traen un té de manzanilla. Por más que lo intento, pierdo el control de mí misma y no puedo contener el llanto.

Le he rogado a los médicos que no me mientan, que me digan siempre la verdad, de frente. Sin dulcificarla. Me llama Raúl. Su voz suena con una serenidad forzada, en colores opacos. No consigue disimular. En él coinciden dos, el eminente oncólogo y el incondicional amigo. Ambos sufren. Lo sé.

Pierdo la cuenta de los días y las horas. Ya no sé ni qué pensar. Tiene otra bacteria, oportunista. Más antibióticos. Más medicamentos. Le ponen morfina, para el dolor. "¿Qué dolor?", pregunté. "El dolor que sentiría si no le pusiéramos morfina", me dijeron.

Cada vez que alguien le pregunta cómo está, él responde que bien. Está haciendo un esfuerzo sobrehumano. Se cierra la puerta del cuarto y empieza a ahogarse, a asfixiarse, a quejarse.

A veces, no quiero hablar más con los médicos. Me siento como adorno en este sofá. La que lo cambia, le lava los dientes, le pone el pito, la que no duerme en las noches de ahogado insomnio. Para eso soy buena. Hoy soy un cántaro roto. Y por las rajaduras se me escurre la paciencia.

Pero, ¿qué digo? Caigo en exabruptos, en absurdos. Pienso y digo cosas sin sentido o que, al menos por educación, no tendría que decir. Mi mamá me reprendería. Mi papá me llamaría a capítulo. Esto que siento es descabellado. Lo sé. En la clínica todos hacen su trabajo. Pero yo ya estoy perdiendo la cordura. Ojalá me tengan paciencia. Y sean capaces de entender.

Los brazos de Arnaldo están heridos. Son un mapa de moretones que dan cuenta de las muchas veces que buscan venas. Y su piel tiene grietas secas.

No ha pedido un sacerdote para los santos óleos. No me opongo. Pero es su personalísima decisión y el pretender forzarlo es inaceptable impertinencia. Si lo pide, lo buscaré. Estoy segura que tendrá que ser un jesuita. Arnaldo es ignaciano. San Ignacio, "en todo amar y servir". Sus amigos del colegio están zambullidos en un mar de angustia. Lo sé.

La puerta del cuarto se abre a todas horas. Médicos, especialistas de todo género, enfermeros, terapistas. Vienen a sacarle sangre cada día. Le ponen montones de medicamentos. Los pitos de los monitores me vuelven loca. Su rostro no esta pálido, está gris.

Tengo la cabeza ahíta de dolorosos recuerdos. El 5 de mayo de 1990 mi papá murió por un shock séptico. Tenía 74 años.

Caracas, 8 de julio, 2022

Fuerzas y potestades me
sitiaron y, prueba sobre prueba,
acorralaron mi fe, que ni la cambio ni la
vendo.
-Andrés Eloy Blanco

Groundhog day

Aspirado, nebulizado y ya bajo el efecto narcótico de la morfina. Durmió intermitentemente, de a pocos ratos, con el sobresalto de las pesadillas.

No hay pronóstico. O es tan reservado que los médicos guardan prudente silencio. "Hay que esperar", me dicen. El verbo esperar se hace tan difícil de conjugar. Es regular pero en este momento nada hay de regular en nuestras vidas. Respira porque tiene oxígeno.

Dentro de unos minutos comenzarán las rondas de visitas de los facultativos, cada uno con la misma pregunta. Y con explicaciones que no entiendo. Me saldré para no flagelarme más. Caminaré por los jardines de la clínica. Me esconderé en lugares a los que nadie va. A rumiar mis rabias. Llorar sin tener que justificarme. Es el único derecho constitucional que me va quedando. De resto es como estar en un estado de sitio, con los derechos suspendidos.

Dos residentes me acompañan en mi soledad. Dos gatos ferales que nada tienen de feroces. Se me pegan y buscan caricias. Y yo necesito las caricias de ellos. Intuyen mi desconsuelo. Les doy galletas. No hacen preguntas; no esperan respuestas.

Ya van casi tres meses. Quebrada financieramente, seca de emociones, despedazada de espíritu, con el cuerpo roto. Así estoy. No hay un solo músculo del cuerpo que no me duela. No hay una esquina de mi alma que no esté desollada. Soy un ente. Creo firmemente que Dios existe y lo supongo ocupado en asuntos mayores. Pero si algo no hago es juzgar a Dios y menos pelearme con Él o entrar en reclamos necios. No creo que Dios sea el salvador de los cuerpos y por lo tanto, por elemental lógica cartesiana, tampoco es el culpable de los pesares. Con Él hay que ser justos.

Le enviaron un iPhone refurbished. Al menos podrá ver fotos. Cualquier cosa que lo haga feliz, me basta.

Groundhog day.

Caracas, 10 de julio, 2022

Ser profundamente amado
por alguien, te da fuerza; amar con el
alma a alguien te dará coraje.
-Lao Tzu

Amor

Nosotros llevamos juntos casi lo que va de siglo. Jamás ha sido fácil. Hemos enfrentado montones de problemas. De todo género. Y quizás ahora estamos en la recta final. Quizás esto sea eso que llaman el llegadero.

Hay quienes piensan que la vida tiene que ser perfecta. Nosotros no. Nosotros siempre hemos creído que la vida es un constante asunto de silencios y algarabías. De risas y de llantos. Más aún, creo que quien no ha atravesado malos caminos no sabe calibrar bien la dimensión de los buenos ratos. Más grave aún, no aprende a luchar. Pase lo que pase, queda para Arnaldo y para mí que hicimos cierta esa promesa de "juntos, en las buenas y en las malas". Construimos nuestra vida con el único cemento que sirve: el amor.

Ya no tenemos nada más que eso. Un amor con intelectualidad. Y eso es mucho, muchísimo. Los amores cursis, esos pegostosos y plagados de frases hechas, siempre nos resultaron insoportables.

Hoy nos queda como el más preciado activo un amor sólido, comprobado en batallas, un amor comprometido e involucrado. Un amor inteligente, que nunca fue insípido.

Caracas, 13 de julio, 2022

No sabiendo cuándo vendrá
el alba, dejo abierta toda puerta.
-Emily Dickinson

Amanece

Luego de interminables días de hospitalización en clínica, pasamos ahora a hospitalización en domicilio. Unos amigos queridos, de esos "de toda la vida", acudieron en nuestro auxilio y nos prestaron su casa, haciendo de estos próximos días una "hospitalización en hogar".

Por primera vez en mucho tiempo hoy vi a Arnaldo sereno, asomando la cabeza fuera de la burbuja de la tristeza, sin sentirse esclavo. Lo vi dormir unas cuantas horas en paz, sin el agobio reflejado en su rostro.

Los ángeles existen. Están en la Tierra. Deambulan en nuestras vidas y aparecen para darnos una mano cuando sentimos que naufragamos. Son, por cierto, seres de carne y hueso, con nombre, apellido y cédula de identidad. No tienen alas. Cuidado con mirar demasiado hacia arriba, que podemos no ver los ángeles que están aquí abajo.

Amanece. En todo sentido.

Caracas, 14 de julio, 2022

Las dudas son más crueles
que la peor de las verdades.
-Molière

No sé

Cae la tarde. Miro por la ventana de este cuarto en casa de Mari y veo montañas, casas, edificios. Escucho bandadas de pajaritos que ya hacen el vuelo de regreso a casa. Ese sonido hace que deje de oír el incesante sube y baja del condensador de oxígeno al que Arnaldo está conectado 24 horas.

Estar en esta casa, en este hogar, tan lejos del mundanal ruido, nos ha devuelto las energías para seguir luchando.

¿A dónde nos conduce todo esto? ¿Será que vale la pena pasar por tantos tratamientos, por radioterapia, quimioterapia, incesantes tratamientos de antibióticos para intentar vencer a las bacterias asesinas? ¿Será que tengo derecho a pedirle que luche cuando yo me siento desahuciada? Me atormentan esas preguntas.

Bueno, a veces, la vida no da opciones ni para desgastarse en dilemas. Esta es una de esas ocasiones en las que es "sí o sí", aunque todo el camino esté adoquinado de "no sé ". A eso se resume todo. Ese es el bottom line.

Caracas, 15 de julio, 2022

El día tiene ojos, la noche
tiene oídos.
-Proverbio persa

Mala noche

Despertamos, perdí la cuenta de cuántas veces. Ninguna razón en particular. O la fusión de todas. Dar mil vueltas en la cama. Es como si la vida jugara yo-yo con nosotros. Contar ovejas. 100, 200, 300. La luna asomada entre nubes acompaña el insomnio.

Supongo que todo es producto de la ansiedad acumulada. El sentir que esa frase -un día a la vez- termina siendo hueca, sin peso específico, pintada de estereotipo. Lo que se usa para rellenar cuando no hay nada más que decir. La mancha de incertidumbre se nos cuela por todas partes. Es la otra malévola bacteria en este asunto.

Mi vida entera se ha convertido en un disimulo. Que él no note que he estado llorando, que no se dé cuenta que me muero de miedo, que no diagnostique que ya no sé qué hacer.

Es viernes. Daríamos lo que no tenemos por poder decir que es el último viernes. Pero no. Es apenas un viernes más. Uno de tantos más.

Amanece en Monterrey, en esta colina con hermosas vistas de Caracas. Pajaritos. Ajenos a que sus trinos son el canto de la aurora.

Esperamos al enfermero que está al llegar. Es la dolorosa rutina del camino, del único camino que hay en este perverso viaje por la ruta de los infiernos. No se puede parar, ni siquiera en los vados que nos tientan al reposo.

Estamos. Somos. La mala noche no nos hará rendirnos. Vendrán buenas noches. A eso apuesto todo. La curación es un trabajo de 24 horas, 7 días por semana. Sin garantías. Lo sabemos. El cáncer es un temible asesino serial.

Caracas, 16 de julio, 2022

Ahora no es el momento de pensar en lo que no tienes. Piensa en lo que puedes hacer con lo que hay.

-Ernest Hemmingway, El viejo y el mar

Contabilidad

Si algo maravilloso tiene Caracas es lo imponente de sus montañas. Si, como hoy, el cielo vaticina claridad y regala una mañana prístina, despejada, el amanecer se convierte en un calmante para nuestros sentidos tan heridos.

A los pies de la montaña, la ciudad, siempre rebelde, irreverente, con toda su intensidad. Desde este lugar casi mágico, eso me da fuerzas.

Intensidad. Palabra de cuatro sílabas que en estos momentos se me antoja debilitante y tan poderosa a la vez. Estamos enfrentando la intensidad de una maldita enfermedad que nos exige una fortaleza que quizás no sabíamos que almacenamos dentro. Y está también la intensidad del amor que sabe de renuncias. Porque quien no sabe renunciar no sabe tener y tampoco sabe querer.

Es cierto. Estamos quebrados. Somos un roto para un descosido. Pero nuestra contabilidad no está en rojo. En la columna de "haber" hay más que en la de "debe". Conozco mucha gente que tiene dinero en abundancia pero son indigentes emocionales.

Puede ser que esto abata nuestros cuerpos y nos gane la guerra. Eso no lo sabemos. Nadie lo sabe. Lo que nunca vencerá, porque no tiene cómo, es nuestra decisión de luchar, juntos, bailando muy pegados. Apretados. Piel con piel, corazón con

corazón. "Bailar de lejos no es bailar",
canta Sergio Dalma.

Caracas, 17 de julio, 2022

Más allá del sol, más allá del
mar, más allá del tiempo, sé que hay un
lugar.
-Alejandro Lerner

De más a menos

Eso es lo que nos toca en este momento. Pero en ese menos ver que hay más. Mucho más. Valorar aquellas pequeñas cosas, esas de las que tan dulcemente nos cantó Serrat. El simple hecho de estirar la mano y sentir que estamos ahí. Mirarnos. Entender nuestro mudo lenguaje. Saber que por muy arruinados que estemos, nos tenemos el uno al otro. Compartir unas sábanas y una cobija. Que nuestras almohadas se rocen. Besarnos antes de dormir. Despertar y ver el amanecer, juntos, vivos.

Todo eso nos da la vida hoy. Es mucho. Mucho más de lo que parece desde este lugar difícil en el que estamos hoy.

Guadalupe le trajo una torta de chocolate. Se la di bañada en yogourt. La comió y sonrió. ¿Cuánto vale eso? No, no tiene precio.

Llega el enfermero. Le ponen el tratamiento. Es un suplicio. Lo veo con los ojos cerrados. Aguanta. Y algo bonito debe estar pensando, porque sonríe. La vida mía de hoy se resume en su sonrisa. Con eso me basta y sobra.

Una sonrisa es una luz en la ventana de nuestra alma; indica que el corazón está en casa.
-Proverbio chino

Por hoy me basta

Hay 79 pasos entre donde me estaciono y la puerta de entrada a la sala de radioterapia. Y casi 300 al salón de quimioterapia. Mis pies tienen ampollas. Cada paso que doy es un acto de fe.

Fe es creer sin certezas, sin garantías. La fe es mucho más poderosa que la esperanza. No necesita de comprobaciones. Simplemente es, está. Es el antídoto contra el veneno del desaliento.

Puede que la enfermedad piense que nos está ganando. No es así. No importa cómo sea el desenlace, este insolente intruso nunca logrará vencernos. Porque nada ni nadie puede destruir lo que Arnaldo y yo hemos construido en estos años. Nada ni nadie puede masacrar nuestra montaña de recuerdos. Nada ni nadie puede borrar nuestros amaneceres y atardeceres. Los viajes con apenas monedas en el bolsillo. Las muchas esquinas en las que nos detuvimos para ver un árbol, una flor, un cachorrito. No somos una pareja convencional. Lo sabemos. Nunca quisimos serlo. Y por fortuna no caímos en el foso del tedio.

Cada paso que doy es por nosotros. Es un acto de fe. Cada mañana que amanecemos juntos es un día que burlamos obstáculos. Cada hora que compartimos es una página más que escribimos en este nuestro libro de vida en común.

Carolina le trajo helados. De vainilla y sarrapia. Creo que en los tarros vinieron besos.

Ahora lo veo dormir. Intranquilo. Tiembla. Está a mi lado. Le acaricio la frente. Me basta. Por hoy me

basta. Me tiene que bastar. Porque no
hay más.

Hay dos fuerzas
fundamentales: el miedo y el amor.
-John Lennon

Cobardía

Cobardes somos todos. El miedo nos toma por asalto, se nos eriza la piel. Ese pánico nos hace literalmente temblar, y también, nos sorprende, pues nos templa el carácter.

Estoy segura que yo no tendría la gallardía que muestra Arnaldo. Cobarde como soy, estaría rogando porque la enfermedad me llevara rápido y me quitara la conciencia. Pero él lucha. Él tiene coraje y yo no puedo quedarme atrás, aunque la valentía me es escasa y esquiva.

Hay que conjugar los verbos en primera persona del plural del presente del indicativo. No puedo no luchar. Nos caemos y nos levantamos.

Lloramos y nos secamos las lágrimas. Intentamos sonreír. Todo en presente. Somos. Estamos. No hay para más. El futuro es incierto. Inasible. Incontrolable. Hay que dejar de mirarlo. Tomar los "no sé" y meterlos en un cajón con llave.

Reza una ya vieja canción en mi memoria:

> Hay que arrimar el alma
> Como se arrima leña al fuego
> Hay que arrimar el alma
> En cada abrazo en cada beso
> En los detalles más pequeños
> Hay que arrimar el corazón....

El resto es intentar hacerle trucos a este bache con sabor a infinito. Inventar jugarretas. No hay que soñar que un día despertaremos sin la pesadilla ocupando nuestros rincones. Más bien, hay que luchar cada hoy por el hoy. Ser como los juncos, no presumir de robles. Y entender que todo ayer y todo mañana se convertirán en hoy.

Porque no existe la posibilidad de mañana si no se supera la valla del hoy. Cada día, no importa lo mal que nos sintamos, nos miramos y nos decimos "te quiero".

Miguel Ángel le hizo un gratín de atún. Suave, que pueda tragarlo. Ruego a todos los santos que quiera comer. Miguel Angel. Sufre. Lo sé. Arnaldo es mucho más que su amigo. Es un hermano de la vida. Y Ricardo ya no sabe qué diablos sentir. Su gesto me lo dice todo. Es como si le estuvieran arrancando un brazo, una pierna.

Hoy me llamó una "amiga" que tengo años sin ver. Número desconocido. Cometí la torpeza de atender. En su discurso insulso hacía gala de frases y preguntas morbosas. "Ay, pobrecito" y "¿estás segura?". Poco le faltó para darme el pésame. La corté en seco. "No tengo tiempo para estupideces". Colgué y la bloqueé. Hay gente que es tóxica. Out por regla.

Caracas, 21 de julio, 2022

Siempre he amado el desierto. Uno se sienta en una duna de arena del desierto, no ve nada, no oye nada. Sin embargo, a través del silencio algo palpita, y brilla.
-Antoine de Saint-Exupéry

Guacamayas

Cada mañana y cada tarde, un par de guacamayas azules atraviesan el cielo de Monterrey, teniendo como escenario el valle de Caracas. Vuelan con maestría. Y van parloteando, como pareja que son. Es una conversación en la que seguramente hablan de cómo va su día. Desaparecen en la lontananza.

Arnaldo y yo nos enamoramos conversando. Hablando de mil cosas trascendentes y también de asuntos irrelevantes. Adictos a la lectura, siempre ha habido entre nosotros una tertulia sobre eso último que descubrimos y que nos sorprendió, para bien.

Hoy la vida nos fuerza a los silencios, pero no son silencios vacíos. Algunos de nuestros silencios rompen la barrera del sonido. Hoy nos hablamos con las miradas. Y nos decimos mucho. A veces nos basta con simplemente tomarnos de las manos. Y dejar que el silencio nos abrigue, nos apacigüe los dolores.

Somos como esas guacamayas azules que me obsequian su vuelo cada mañana y cada tarde. Pero nosotros tenemos las alas rotas. Ya no podemos volar. Estamos encadenados a una cama, a una silla de ruedas, a una rutina diaria de desgaste.

Caracas, 22 de julio, 2022

No hay tal cosa como
valentía, solo grados de miedo.
-John Wainwright

El despertar

Caracas amanece envuelta en brumas. A lo lejos, una pequeña rendija deja pasar los rayos del sol. Es como si quisiera decirle a la lluvia que tendrá que competir con él. Y los pajaritos habitantes de esta colina le cantan a la vida.

Arnaldo duerme. Algo bonito debe estar soñando porque sonríe. Quizás en ese sueño juega con sus hijos y sus nietos. Revive momentos felices con ellos. Y los ve con sus caras embarradas de chocolate.

El día tiene veinticuatro horas. De esas, él lucha las veinticuatro horas, con cada uno de sus minutos y cada uno de sus segundos.

Ayer en quimioterapia un paciente llevó su teclado y nos extasió a todos con melodías preciosas. Convirtió una sala de tratamiento en un teatro. Le pedí una canción que recuerdo cantar con mi hermana Mercedes:

Sentir de pronto amanecer
Con una inmensa claridad
Dejar atrás lo que era gris
Para descubrir lo que es verdad…

Otro día más. Otro día sin rendirnos. Tengo frío. Siempre tengo frío. Es el frío del miedo. No hay cobija que valga.

Nos descubrimos en nuestras
pasiones y nuestros fracasos, pero
también en nuestro reposo y en nuestros
sueños.
-Ann Rice

Viernes

"Gracias a Dios es viernes",
le dije a todos en radioterapia y
quimioterapia, al despedirme hasta el
lunes.

Sí, viernes. Lo llevé hasta el
carro en la silla de ruedas y el señor
Juan me ayudó a subirlo.

Necesitamos el sábado y el
domingo. Para no tener que ir a horas
interminables de tratamiento. Los
necesitamos para mirar otras paredes,
escuchar otros sonidos, percibir otros
olores.

Cada día decimos "un día
menos". Cada día es un hoy que

dejamos atrás. Cada día es una minúscula batalla que le ganamos al intruso.

Es una diatriba infernal, una guerra sin cuartel. Sin tregua. Lo sabemos. Pero hoy es viernes. Gracias a Dios es viernes

Caracas, 23 de julio, 2022

Hay cosas que nunca
funcionan si no miras con los ojos de la
otra mitad.
-Pablo Alborán

Vértigo

Eso es lo que siento. Montada en el carromato en una montaña rusa que tiene subidas lentas y bajadas a velocidades supersónicas. Sin frenos.

Sábado. Despierto al alba en la paz de esta colina. Hoy Caracas está gris. Casi silente. Como si quisiera que la dejaran en paz. Pobre Caracas, tan mal querida, tan maltratada.

Arnaldo duerme. Al fin. La noche fue confusa. Con vaivenes entre el sueño más profundo y despertares agitados tratando de entender qué pasa.

Le tomo la mano y se tranquiliza. Y vuelve a dormir.

Dormir, comer, moverse. Lo necesita. Su cuerpo y su alma están en silencio. Es sábado. Uno más. Un pajarito se asoma a la ventana. No canta. Quizás intuye lo que nos pasa y no sabe qué decirnos. Cierro los ojos. Para ver mejor. Sábado. Uno más. Uno menos.

Anoche soñé que estaba en un parque de diversiones cerrado, ruinoso, de esos con aparatos oxidados que rechinan y carteles desleídos. Un escenario de fantasmas. Desperté azorada. Me levanté y fui al baño. Me lavé la cara y lo que vi en el espejo fue mi reflejo. Irreconocible. Soy un espectro, un poltergeist.

Caracas, 25 de julio, 2022

Por el bulevar de los sueños
rotos
Moja una lágrima antiguas
fotos
Y una canción se burla del
miedo.
-Joaquín Sabina

Juntos

Lunes. Otro lunes de ya no sé cuántos lunes. Una nube espesa separa los picos de las montañas del valle. Abajo la ciudad tiene ruidos. Arriba, el silencio.

Es julio. Un julio decidimos casarnos. Lo hicimos en noviembre. Este año serán 15 años. Me puse un vestido lindo y él un traje hermoso con una corbata preciosa. Fue una noche feliz en Anamigra, la casa de Graciela Sucre. Para ella somos hijos. Firmamos.

En las buenas y en las malas. Juntos. Bailamos "Over the rainbow".

Ha habido muchas malas. Vaya si las ha habido. Y muchas buenas. Hemos caminado tomados de la mano por muchas sendas amables y muchas con escollos. Algunos apostaron a que no duraríamos ni meses. Y aquí estamos, ya casi quince años de aquella firma.

Cada noche antes de dormir nos besamos. Y decimos lo mismo: "Ha valido la pena".

Desde el 31 de diciembre de 2000 recibimos el nuevo año juntos. Cada vez nos hemos abrazado y besado. Juntos. No importa lo que pase, juntos.

Es lunes, otro lunes. Y estamos juntos. El cielo puede esperar. Tiene que esperar.

Caracas, 26 de julio, 2022

No me faltan las palabras; me
faltan los puntos y las comas.
-Anais Nin

La máscara

A Arnaldo le hacen radioterapia con una máscara "hecha a medida". Hay, claro está, razones científicas que yo ni siquiera voy a intentar explicar. Soy -siempre he sido- una nulidad en Ciencias, y esto no es una excepción.

No es tan solo una curiosidad o un antojo que ayer le haya pedido a los muchachos de GURVE que, cuando estas sesiones terminen, él quiere su máscara.

Pero no solo la quiere; quiere que ellos le dibujen pajaritos y guacamayas. Así se los pidió.

Supongo que en esos minutos que está en esa sala oscura, fría, solitaria, recibiendo rayos, siendo cautivo de esa máscara, piensa en pajaritos y guacamayas, de colores hermosos, los ve volando en libertad en el cielo. Su mente le juega buenos trucos. Es su mejor aliada.

Caracas, 28 de julio, 2022

El destino es el que baraja las cartas, pero nosotros somos los que jugamos.
-William Shakespeare

El destino no se rinde

La alegría es prudente. Andrés Vera nos dijo ayer que ha habido progresos. Todavía falta pero "vamos bien". Me aferro a eso.

Quinta semana de radioterapia y quimioterapia. El camino ha sido áspero y muy descortés. El intruso insolente no dio tregua. Es así de perverso. Pero nadie puede contra los trazos del destino, nadie puede cambiar su sujeto, verbo y predicado. Cuando no toca, no toca. Solo que el destino es exigente. Y quiere que los logros cuesten mucho, que sean a punta de esfuerzo, trabajo y convicción. El destino no se rinde. Nosotros tampoco. "Lo que no te mata, te hace más fuerte", solía decirme mi papá.

Papá, nunca he dejado de extrañarte. Eras recio, duro y, sin embargo, sufriste mucho cuando Carlos enfermó y murió. Recuerdo muy bien la tarde en que fui la emisaria de la pésima noticia. Llegaste de la finca y fui a verte a tu biblioteca. Entré con cautela, cerré la puerta y te dije lo que pasaba. Te levantaste y contra la pared te diste de cabezazos. Llamaste a Carlos. "Dime que puedo hacer, lo que sea".

Estoy segura que hoy me dirías lo mismo. Fuiste un excelente hijo y de eso aprendiste a ser un excelente padre. Tuve la suerte de que fueras mi papá. Yo atesoro todo de ti, hasta los muchos pleitos y discusiones que tuvimos.

Amanece con cielos claros esta Caracas en la que nos toca luchar. Y

en esta colina de Monterrey los pajaritos
cantan, las guacharacas parlotean y las
guacamayas vuelan.

Caracas, 28 de julio, 2022

Soñaba el ciego que veía, y
soñaba lo que quería.
-Refrán español

Injusticia

Teníamos montones de sueños. Pensamos en irnos a vivir a España una temporada. En una ciudad pequeña en el norte. A llevar una vida sencilla. De caminar en las tardes, de hacer las compras a los viandantes de barrio, de amigarnos con la gente del bar de la esquina, de acariciar al perro del vecino, de escribir cosas nuevas y de continuar mi trabajo. Unos meses de deambular como mochileros por pueblos y aldeas y conocer personas diferentes que tuvieran una conversación distinta a la ya tan manida y gastada que llevamos años escuchando.

Habíamos logrado salvarnos de contagiarnos de COVID. Nos había pasado de todo durante la pandemia. Un tropiezo tras otro. Y en todo ese tiempo de singulares e inesperados avatares habíamos conseguido conocernos más, entendernos mejor, comprender que para ser felices nos bastaba un sencillo compartir. Sin lujos, sin excesos. Y de la pandemia sacamos como premio inusitado la amistad de Sylvia y Celia Soonets y Gerardo Díaz.

Logramos regresar a Venezuela después de meses varados en Dominicana. Con los bolsillos rotos y trabajando duro para ponernos en pie. Y lo estábamos logrando. Durante el encierro escribí varios libros. Y luego desde el año pasado empecé a trabajar para una compañía muy interesante. Un asunto creativo fascinante. Y, además, en el último mes estaba escribiendo una serie para televisión en streaming.

Y entonces pasó lo inimaginable, lo que de veras no hubo modo de prever.

Siempre creímos que yo moriría en cualquier momento, como Milagros, mi hermana mayor. Y eso no nos angustiaba. Sería rápido, difícil, pero amable.

Andrés Vera dice que va bien, mejor de lo esperado. Que tiene muy buen pronóstico. Que el intruso insolente, el "bicho", está siendo derrotado. Cada semana le hacen radiografías, exámenes de sangre y le meten un tubo para espiar al intruso. Marielena Gómez es más precavida, más cauta. No cae en las trampajaulas del deseo.

Del naufragio del Titanic hubo 709 supervivientes. Entre ellos no estuvo Edward John Smith. En el preciso momento en que entendió la magnitud de la catástrofe, supo que él no sobreviviría. Que le tocaba sí salvar a cuantos fuera posible. Si hubiera sobrevivido no hubiera podido rehacer su carrera y su vida. Aquel naufragio antes de matarlo ya lo había destruido.

Tengo 66 años. De esta catástrofe me quedé con los bolsillos perforados y vacíos, sin trabajo, con el cerebro seco, el cuerpo reducido a miasma arrugada y el alma convertida en un harapo con huecos. En algún tiempo, si el intruso es derrotado, alguien dirá que a Arnaldo lo salvó Dios. No es así. Dios no tuvo nada que ver con esto. Ni le dio el cáncer ni se lo va a quitar. Arnaldo le deberá su salvación a los Vera, a la ciencia, a la tecnología, a los médicos, técnicos y enfermeros.

Hace dos madrugadas tuvimos un atajaperros estúpido, por un chocolate. Quería comer uno y se lo di. Furioso, lo lanzó contra la pared y me dijo que ese no era el que quería. Que estaba harto de mí. "A mí lo único que me importa son mis hijos".

Lo tengo muy claro. El papel que me toca en esta catástrofe. Aguantar. Todo. Hasta las majaderías. Y, también, las más descollantes injusticias. Al fin y al cabo, nada hay de justo en el cáncer. Es el epítome de la injusticia.

Salí del cuarto. En silencio. Y me metí bajo la regadera. A dejarme llorar sin reparos, a que el agua me lavara las rabias y las pesadumbres, que son varias. Y conjugué: Tú te vas a salvar. Ellos van a festejar. Ustedes van a ser felices. Yo quedaré destruida. Y el "nosotros", ese "quizás" ya no existirá.

Y sí, por los clavos de Cristo, no me lo pregunten más; me estoy tomando la pastilla. Todos los días, cual liturgia química. Pero los antidepresivos no hacen magia. Solo logran que yo tenga la fuerza para levantarme cada día y para disimular.

Dice el destino que con eso me tiene que bastar. Y para los que no crean en el destino, les tengo noticias. El destino, ese hado de la mitología, existe, es. Y no, no sabe de piedad.. Ya no puedo más. Estoy hueca.

No somos responsables solo
de aquello que hacemos, sino también
de lo que no hacemos.

-Martín Lutero

Conciencia

Anoche, por primera vez en toda esta catástrofe, me tomé una pastilla para dormir. Para no pensar, para que me duela menos. Necesito sedarme, para no sentir.

La doctora Marielena Gómez me dijo ayer que vamos bien, pero falta, todavía falta. Aún lejos de cantar victoria. Que viene una semana más de radioterapia y quimioterapia. Y luego, pues ya veremos. Exámenes, muchos exámenes. No lo dice, pero deja la puerta entreabierta al "esto no ha acabado". Quizás más semanas de tratamiento. Me gusta que no me mientan. La doctora es fuerte, dura, recia. A leguas se le nota que se toma muy en serio su trabajo. No se anda con miramientos. Dice las cosas de frente. Sin edulcorar la realidad. Como yo. Cuando me habla, no se le mueve un músculo de la cara, pero yo sé bien que la procesión va por dentro. Los médicos no son de palo y sufren mucho más de lo que la gente cree.

Menos mal que Marielena es así. Me da confianza. No soportó a los que me hablan en diminutivos. Ella quizás no sabe que su voz ha sido mi guía en medio de este ostracismo de la penumbra.

Llevo meses caminando por una caverna oscura, pero nunca me he rendido. He hecho todo lo posible. Y más, mucho más, aunque siempre tengo la sensación del impostor. Que he podido y puedo hacer más. No he estado sola. A mi lado han estado amigos y amigas y mi familia.

Tengo todos los sueños para lo que me quedaba de vida destruidos. No hay manera de reconstruirlos. Pero voy a persistir en luchar contra el cáncer, con la ayuda inapreciable de los Vera, los médicos, enfermeros, técnicos, terapistas, la familia, Morillo y Arnal, y amigos que han demostrado la madera de la que están hechos. Y vencido el cáncer, si lo vencemos, no sé qué pasará. No me formulo escenarios.

Me retumba en la nuca esa frase, "a mí lo único que me importa son mis hijos". Arnaldo deja muy claras sus prioridades. Y yo no sé qué papel me tocará jugar en ese posible futuro post cáncer. Las estadísticas dicen que más de la mitad de las parejas no sobreviven al cáncer o a enfermedades graves. El cáncer barre con todo. ¿Barrerá con nuestro "nosotros"?

Pero más allá de todo eso, lo verdaderamente importante es que Arnaldo no se rinda, que siga aguantando y luchando. El resto es payasada, fútil y tan, pero tan inútil, tan irrelevante.

Estoy agotada, agobiada, ajada, arruinada, abatida, con las manos rotas de tanto aferrarme a las piedras de este acantilado, pero con la conciencia limpia, intacta. Es asunto de ética y de moral. No me lavé las manos y no fui irresponsable. No vi los toros desde la comodidad de un palco de sombra. Y no, no fingí, no sé hacerlo ni quiero aprender. No inundé el discurso con palabras vanas y rezadera idiota para simular. El único reducto donde me queda algo de paz es la conciencia. Estoy destruida.

No quiere comer. Ni siquiera del pasticho que le trajo su hermana María Isabel. Le dije que si no come, me declararé en huelga de hambre. Si el asunto es morir, pues que seamos los dos. Más barato el velorio, la publicación del obituario y el crematorio.

Soy ácida, lo sé.. En esta guerra no hay de otra que ponerse una coraza.

Caracas, 1 de agosto, 2022

Hay una fuerza motriz más
poderosa que el vapor, la electricidad y
la energía atómica: la voluntad.

-Albert Einstein

104 días

Hago cuentas. 104 días. Han sido 104 días cruentos.

De la ayuda de los Lozano podría escribir un tratado sobre la amistad. Sin ellos, sin este hogar, sin Montse y las niñas, sin Mila, Lucy y Pepe, sin la señora Rosa, sin las guacamayas, las guacharacas y los pajaritos, sin los dos Golden Retrievers que cada día pasean sus peludos cuerpos en la terraza de abajo, sin la lluvia, sin el sol, sin la majestuosa montaña, sin las noches, sin los amaneceres no hubiera podido. ¿Artefactos dañados? Mari, el principal artefacto de este hogar es el amor que se respira en cada centímetro. Y ese amor, te aseguro, está intacto.

De lo que me ha ayudado mi hermana Ma. Isabel podría escribir un enjundioso compendio sobre el valor de ser hermanas. Arnaldo ha logrado comer porque ella, con sus manos prodigiosas, le ha preparado platillos con nutrientes para su cuerpo y su alma. Yo no tengo tiempo ni ánimos para cocinar.

Estoy en pie. No sé cómo, pero en pie. Las ampollas se convirtieron en callos. El intruso insolente no me ha vencido. No sé si me vencerá pero no derrotará a mi alma.

104 días. ¿Cuántos días más? No lo sé. Nadie lo sabe.

No sé de dónde sacar fuerzas. No la venden en los bazares. Me miro al espejo. Estoy gris. Como ese gris plomizo de las nubes de agua.

Caracas, 2 de agosto, 2022

En un beso, sabrás todo lo
que he callado.
-Pablo Neruda

Silencio

El silencio. Eso es lo que priva en la sala de radioterapia. Un silencio respetuoso, reverente, extrañamente liviano. Como si se quisiera decir que en ese lugar se está en batalla inteligente contra ese caos que el cáncer significa. En esos pasillos se desafía todos los días a la entropía.

Dos tortuguitas nadan. Y de vez en cuando se trepan a una rama para tomar el sol. Vienen de una verbena del San Ignacio. Llegaron siendo pequeñitas y han crecido en ese estanque que es un saludo a la vida. A veces las veo, inmutables, sin mover un músculo. Son un recordatorio del porqué estamos ahí:

para lograr la paz que se nos extravió y que ellas nos muestran con natural galantería.

En las paredes, unas piezas de Clelia Benítez son mucho más que un mero adorno. Son destellos de luz para quienes sentimos que nos arrastramos en las sombras.

Allí, en esa sala, hay silencio. Un dulce y compasivo silencio. Un silencio que es buena compañía. Un silencio que nos recuerda lo importante que es ser humanos.

Caracas, 2 de agosto, 2022

Para ganar la segunda batalla
hay que empezar luchando por la
primera.

-Jose Saramago

Dios de la guerra

Sexta semana. Anoche llovió y todo amaneció con aroma de agua clara.

Arnaldo tiene 70 años. En pocos días, el 27, cumplirá 71. Será un cumpleaños cargado de incógnitas, de sentimientos encontrados. Pero uno no debe hacerse preguntas para las que no hay respuestas.

A lo lejos, unas guacharacas, que no saben de hastío, parlotean entre ellas. Y a esta terraza, unos pajaritos vienen de visita. Cada día estrenan canciones.

Tomo café. Escucho la música lírica de la naturaleza. Miro al cielo con nubes preñadas de agua. Siento la brisa. Respiro. Inhalo. Exhalo.

Es martes. Uno de muchos. Hoy es pasado, presente y futuro. Se llama martes en honor a Marte, dios de la guerra. Y sí, estoy en guerra. En legítima defensa.

Caracas, 3 de agosto, 2022

Cualquier momento que no
se gasta en el amor, se pierde.
-Torquato Tasso

Gris

Mi pluma está como la mañana: gris. No logro armar un relato, unas líneas con sujeto, verbo y predicado.

Cualquier psicólogo o psiquiatra me apuntaría que camino a tientas por un laberinto, por la senda de la lógica extraviada. Que por eso mi narrativa no halla las palabras.

Las suelas de mis zapatos, los únicos que tengo, dejan sus huellas por pasillos y salas. No consiguen las respuestas que buscan. Esas preguntas que aprendí en las artes del periodismo: qué, quién, cómo, dónde, cuándo, cuánto, y, sobre todo, por qué. Nada hace sentido.

Veo resultados de exámenes. Ante mis ojos, como si estuvieran escritos en sumerio. Hematocritos, hematíes, leucocitos, neutrófilos, creatinina, plaquetas y un largo etcétera. Indescifrables para este cerebro mío que se asemeja al de un escarabajo egipcio, ese que los jeroglíficos muestran como el custodio de la historia.

Cuando todo esto pase, quizás lograré entender en qué parte del camino nos equivocamos. O, no. No es una equivocación. Solo pasó que cuando nos habíamos aprendido todas las respuestas nos cambiaron todas las preguntas.

Miércoles. Es el peor día. Médicos. Quimioterapia. Radioterapia. Terapia respiratoria. La rutina ineludible. Horas eternas en la clínica. Historia sin fin. El regreso a casa es ya arrastrándonos.

Hablé con la psicólogo. Tenía pendiente disculparme por mis exabruptos durante la última hospitalización. Me escuchó, con la infinita paciencia de Job. Entendió que tengo la vida empantanada de rabia, rajada de frustración. No hizo preguntas bobas. Mujer inteligente y obviamente muy profesional y con vasta experiencia lidiando con estos asuntos. Su trabajo es comprender. No juzgar. No pontificar.

Debo también excusarme con la doctora Caldera. A ella también en esos horripilantes días de la hospitalización la rocié con lo más excelso de mi repertorio de sarcasmo.

Escribo. Mi pluma está gris. Logré que comiera helado con plantillas que le trajo su hermana Maria Elena, quien navega en su propia versión de tragedia.

> No maldigas la oscuridad;
> sólo enciende una vela. -Confucio

Credo

Jueves. Aún no ha amanecido. Estoy en la terraza. Envuelta en una cobija, miro ese lindo pesebre con miles de cocuyos que de noche parece Caracas.

Mañana es viernes. No cualquier viernes. Un viernes del semáforo en rojo.

Muchos peregrinos del Camino de Santiago aseveran que una vez que se empieza a caminar se entiende que no es un destino; es un camino. Dicen que a veces hay que detenerse, mirar de cerca para lograr ver a lo lejos. Son los pies los que le dicen al alma cuándo hay que parar. Se dice que peregrinar es rezar con los pies, escribir una larga carta a uno mismo.

Mañana es viernes. Los médicos no dicen que hemos terminado el camino. Dicen que hay que parar. Respirar. Descansar. Sonreír. No hay receta médica para hacerlo, pero me dicen que hay que sonreír. Regalarse una pereza, esa que a veces no es pecado capital sino recompensa. Hay que remojar la presión, poner en baño de María la tristeza, ablandar el dolor, ahuyentar el cansancio. Ser, estar.

Esto es una travesía larga, enrevesada. Andar sobre adoquines de incertidumbre. Pero es como una especie de Credo. Se va a las terapias recitando en voz muy baja un "yo creo". Casi en letanía sacra. Sí, creemos. Sin certezas. Sin garantías. Sin juramentos. Pero creemos. Caminamos despacio y de puntillas, pero con determinación, con perseverancia. Con el miedo y la tribulación a cuestas. Con angustia y desconcierto. Con el cuerpo y el alma punzados de dolor. Pero procurando cada día el empuje y la paciencia. Y dejando que siempre haya un espacio para que prospere el esfuerzo. Quizás sea este nuestro muy personal Camino de Santiago.

Mañana es viernes. No cualquier viernes. Paramos. Para poder desvestirnos de este enfado. Para sacudirnos las rabias. Para mirar atrás y ver todo lo que hemos superado. Para intentar ver mejor lo que tenemos por delante. Los peregrinos dan reposo a sus pies. Para soñar los próximos pasos, para poder seguir caminando.

Lo bueno del horizonte es que está, siempre está.

El corazón tiene razones que
la razón ignora.
-Blaise Pascal

Loros

Tienen su residencia en un frondoso árbol cercano a esta terraza. Son, como es de esperarse, muy escandalosos. Las ramas de ese árbol parecen los cuartos y recintos de una casa de vecindad. Sus preocupaciones, imagino, son las que tenemos todos: comer, construir nidos en los que guarecernos del mal tiempo y poder dormir, cuidarnos unos a otros, enseñar a los pequeños.

Vida. Es mucho más que respirar. Es pensar, sentir, hacer. No se puede, no se debe, andar de visita por la vida. Hay que acostarse cada noche pudiendo decir que el día termina y no pasó en vano. Que algo bueno y útil hicimos. Que algo de cariño nos coloreó la cara. Cerrar los ojos habiéndonos ganado a pulso el derecho a nostalgiar el futuro, ese futuro que sentimos en peligro de extinción.

Mañana, porvenir, futuro. Sinónimos. ¿Los tendremos? Proust decía que el mundo se reinventa cada día, frente a nuestros ojos a ratos tan encandilados por luces de ocasión, que solo vemos las luces y no lo que ellas iluminan.

A esta hora pienso en mi hermana Milagros, a quien extraño cada día. Y se me asoma el recuerdo de una canción de mi juventud: "Paxariños que vais cantando decirle a ella. Que en la lucha y en los fracasos me acuerdo de ella...".

Mañana es viernes. Culmina una etapa en esta lucha. Me levantaré para ir a la clínica, sin ver atrás. Y en la tarde diremos sonrientes un hasta luego. Regresaremos a esta casa seguramente muy cansados, pero habiéndonos ganado

el derecho a cerrar bien los ojos en la
noche.

Soy egoísta. No pienso sino
en el día en que pueda dormir a pierna
suelta. Tiene que haber una hora 25.

Caracas, 6 de agosto, 2022

Nunca permitas que tus pies
vayan por delante de tus zapatos.
-Proverbio escoces

109 días

Escala en el azaroso camino.
¿Cuánto falta? No sabemos. Nadie lo
sabe. Pero, paramos.

Las caravanas que desde
tiempos inmemoriales han atravesado el
desierto saben del manejo del tiempo.
Saben que si hacen el recorrido con
prisa, caerán en agotamiento.

Arnaldo está exhausto. Yo
estoy exhausta. Necesitamos descansar.
De las terapias, de la clínica, de castigar
los cuerpos. Necesitamos dejarnos caer
en un estado de no pensar/no hacer, para
poder volver a pensar/hacer.

Necesitamos descargar el
peso de las espaldas, como a los

camellos en las caravanas que los liberan de los bultos sobre sus jorobas.

Veo a lo lejos. Caracas está en paz. O al menos así lo parece desde esta colina que es mi atalaya. Las guacharacas gritan. Entre ellas se entienden. A este lugar le hace falta tener unos cuantos alcaravanes. Su canto es precioso.

Sigo sin entender qué diantres pasó, cómo fue que caímos en esto que no encuentro la palabra para definir. Pero es una pregunta para la que ya no busco respuesta.

Agosto. Todo esto empezó en abril. Es el camino de la supervivencia. Cuatro meses de paliza. Tampoco me pregunto cómo seremos y estaremos cuando todo esto pase, si pasa. O cómo quedarán nuestros cuerpos y almas. ¿Para qué? Me limito a superar el día a día, el hora a hora, el minuto a minuto.

Apago mis ojos por ratos. Para ver con mayor claridad. No le cierro la puerta en las narices a la tristeza. Creo que si lo hago solo lograría que, impertinente, se cuele por las rendijas cuando me encuentre desprevenida.

Soy frágil, cobarde, pequeñita. Pero mi alma la heredé de gigantes. Tendré que poder. No hay de otra.

Mi papá decía que "las vacas no se ordeñan solas".

Caracas, 7 de agosto, 2022

Si nadie te garantiza el
mañana el hoy se vuelve inmenso.
-Carlos Monsivais

Kilómetros

No sé cuántos kilómetros he caminado en clínicas en Margarita y en Caracas. Cuántas intervenciones, hospitalizaciones, cuántos tratamientos. Cuántos médicos, especialistas, enfermeros, técnicos. A juro tuve que ir aprendiendo su lenguaje.

Llegamos a Caracas con apenas dos carry on. En uno, papeles, informes, diagnósticos. En el otro la poca ropa y los enseres básicos. Un par de zapatos para él y uno para mí. Esos zapatos ya conocen de memoria las rutas y las rutinas. Saben cuántos pasos hay que dar cada día.

En uno de los carry on tuve el tino de meter varios pañuelos. Los he usado mucho. Y cuando los lavo, trato de recordar la letra de una vieja canción que habla precisamente de lavar pañuelos para quitarles el salado de lo que llueve de los ojos. Es una de esas piezas poéticas del imaginario popular. Esos cantos de las mujeres que van a lavar a los ríos.

Ayer Arnaldo pasó casi todo el día durmiendo. El suyo no es un sueño reposado. Sospecho lo que ve en sus pesadillas. Lo imagino en pasillos tenebrosos.

Lo veo y no puedo creer su delgadez, el tono pálido de su piel, sus ojos verdes que han perdido el brillo. Respira con dificultad.

Echo en falta su voz. Acaso eso sea lo peor para él. No poder hablar. Y para mí. No escucharlo. Me habla moviendo los labios y yo le entiendo. Pero es tan raro verlo sumido en silencios. El silencio es bueno cuando es por decisión propia, no cuando no hay aire que pueda hacer vibrar las cuerdas vocales. "¿Cuándo me liberarán de este castigo del traqueostomo?", me pregunta. Y no tengo sino un no sé por única respuesta.

Extraño su voz diciéndome cada mañana y cada noche un te quiero. Es domingo. Marca la liturgia que es día de recogimiento. Será más bien de recoger pedazos. Domingo. Uno más. Uno menos.

Caracas, 7 de agosto, 2022

El amor no sólo son frases
llenas de ternura, es todo el corazón que
se entrega sin medida.
-Anónimo

Memorias

Papalote, papagayo, volantín, cometa o, como se dice en Maracaibo, petaca. Cuando en el cielo uno ve una petaca, tiene que pensar en que al principio del cordel, atado a un dedo quizás embarrado de algodón de azúcar, hay un niño, un niño con un sueño.

Esta petaca que veo animosa flotando en el aire cuenta la historia de un "loco bajito". Y la imaginación se me despliega mientras la veo dar giros en la libertad.

A Arnaldo le gusta volar papagayos. Es el niño que lleva por dentro. Y le gusta contemplar el cielo de noche. Se ha pasado años mostrándome constelaciones, planetas, estrellas. Y yo enseñándole a imaginar historias de comediantes en las nubes.

Cuando contemplamos el cielo, caemos en cuenta de lo muy pequeñitos que somos, todos. Lo son aún más lo que se creen poderosos gigantes. El cáncer es eso, un intruso insolente que no sabe sino destruir, un amoral y miserable monstruo que no sabe sino producir infelicidad. Entonces, esto se convierte en una lucha entre el bien y el mal. Es un conflicto sin reglas, sin cuartel, sin treguas. El cáncer no sabe de cielos, solo de infiernos. Pero al intruso hay que engañarlo, timarlo. Hacerle creer que uno se ha rendido. Que piense que nos ha sometido. Los tratamientos son caballos de Troya.

Es agosto de 2022. No sé si escribiremos epitafios o si al final habrá un edicto de la victoria. Sé que aún somos niños volando papagayos. Niños que ven estrellas. Niños con sueños sin fecha de caducidad. Y eso el cáncer no nos lo puede quitar.

Veo el papagayo en el cielo. La brisa lo pone a hacer piruetas mágicas. La vida es una pirueta. Y también es mágica.

Me viene a la mente un recuerdo. Mi hermana Milagros, mi mamá y yo en NY. La madre, la hija mayor y la menor. Fuimos a ver Cats. Mila y yo nos pasamos meses cantando "Memories".

Memory
All alone in the moonlight
I can smile at the old days
It was beautiful then
I remember the time I knew what happiness was
Let the memory live again.

Memorias. Hay que tenerlas, apreciarlas, resguardarlas, acariciarlas, acurrucarse en ellas.

Caracas, 8 de agosto, 2022

El deseo de sanarse siempre
ha sido la mitad de la sanación.
-Séneca

Su voz

Las arañas son seres
realmente impresionantes. Arquitectos e
ingenieros de calibre. Anoche llovió, a
cantaros. Uno de esos aguaceros que
mojan y empapan. Y, sin embargo, una
estructura de perfecta urdimbre aguantó
sin colapsar. Hoy, con la luz de la
mañana, en esa casita tejida por esa
araña, se ven reflejos de colores.

Arnaldo es particularmente
hábil con las manos. Hasta que perdió
buena parte de la visión, era capaz de
arreglar casi cualquier cosa y hacía
maravillas hasta con los materiales más
insólitos. Mi comadre Martica lo llama
"McGyver".

Estoy muy consciente del
peso físico y emocional para él de ahora

no poder hablar. Se desespera. Lo saca de quicio que no le entiendan lo que trata de decir. Anoche intentó arrancarse el traqueostomo. En medio de una noche lluviosa, la paciencia se le fue empapando. "Maldito aparato", decía sin que de su boca saliera sonido alguno.

Casi ciego, mudo. Viviendo en un mundo sin aromas. Pero empecinado y testarudo. El va a poder. Y algún día volveré a escuchar su voz.

Caracas, 9 de agosto, 2022

Nunca sabes lo fuerte que
eres hasta que ser fuerte es tu única
opción.
-Raquel Aldana

El vaso roto

Hace unos meses, mi amiga
Carolina Jaimes me entrevistó. Y entre
las preguntas estuvo el querer saber
sobre Arnaldo. Le dije: "Nos
enamoramos ya de muy adultos. El amor
después de los cuarenta es muy
distinto... El nuestro es un amor denso,
vertebrado, con peso específico, que ha
sido probado en mil vendavales. No
vemos el vaso medio lleno, sino en
proceso de llenar. Todas las mañanas
nos despertamos con un beso. Y en las
noches antes de dormir hay un «te
quiero». Y conjugamos la vida en
primera persona del plural."

No sé cómo llenar de nuevo este vaso que se nos quebró. No sé cómo recoger las miles de piezas de bordes astillados e intentar pegarlas de nuevo. ¿Es eso posible? Sospecho que no. Entonces solo queda tratar de curarse y, sobre las cicatrices, en ese rompecabezas de piezas rotas, tratar de reconstruir.

Es cierto. Nosotros conjugamos la vida en primera persona del plural. No es "Arnaldo está enfermo". Es "estamos enfermos". En presente del indicativo.

Siempre en hoy, siempre en plural. Estamos heridos, los dos. Y somos dos que no saben ya cómo conjugar frases en futuro del indicativo y el subjuntivo.

Luchamos cada día por curarnos. Piel con piel. Hay días malos. Y los hay peores. Atravesamos este pantanal sin mapas de ruta. Siguiendo las luces de los médicos, sanadores de cuerpos y almas que nos toman de la mano y nos guían.

Estamos juntos, revueltos. Con las ojeras mojadas y la piel pegada a los huesos quebradizos.

Las noches son duras. Sentimos que somos pasajeros en un tren bala descarrilado. Se nos asoma el miedo y nos dejamos llorar por las esquinas. Y cuando al fin amanece, y nos vemos, y estamos vivos, es un día que sumamos.

Y decimos, con prudencia: "hoy no; hoy el intruso insolente quiso darnos el boleto de ida sin regreso, pero no lo logró, y no nos montó en su tren".

Hoy no.

Caracas, 10 de agosto, 2022

Somos muy fuertes cuando
admitimos nuestra debilidad.

-Honoré de Balzac

David

Anoche velé su sueño
intranquilo. La tos, que no lo deja en
paz, retumbaba en el silencio de esta
colina. Desvariaba. Preguntaba por
cosas que pasaron hace años y que para
él recién ocurrían. El miedo lo perturba.
Lo acecha por los arrugas de las
sábanas. Y a mí me acorralan las
angustias en las sábanas esquineras.

Finalmente se quedó
dormido. Y yo pude cerrar los ojos. Y
entonces tuve un sueño feliz. Raúl y
Andrés me decían, sonrientes y con los
ojos aguaos, una frase que me devolvía

la tranquilidad que se me escurre entre los dedos: "Ya. Fuera de peligro".

Y entonces me desperté. Y lo vi. Con el rostro afligido de quien veinticuatro horas al día está enfrentando monstruos y demonios.

Yo sé que falta mucho. Que estamos lejos del punto de llegada. Que ese punto está envuelto en una densa bruma de incertidumbre. Sé que necesitamos sacar de no sé dónde la fortaleza para seguir luchando. Para vencer a esta hidra con sus mil cabezas, la vida nos dice que hay que entrelazar las manos. Y las almas. Y los corazones. Y cada uno de los músculos. Que juntos somos más que dos.

Es David contra Goliath. David venció. Y contra todo pronóstico, cambió la historia.

Caracas, 10 de agosto, 2022

Si tuviera la posibilidad de
elegir entre la experiencia del dolor y la
nada, elegiría el dolor.
-William Faulkner

Nada

Puedo ir a la peluquería.
Pedirles que me pinten el pelo, que me
peinen con esmero, que me hagan las
uñas de pies y manos. Que me echen
cremas en la piel. Puedo maquillarme la
cara de alegría. Intentar engañarme a mí
misma y al mundo. Pero el cuerpo es el
reflejo del alma. Y lo que yo veo en el
espejo no es solo mi rostro envejecido y
una delgadez huesuda. Veo mi alma
embadurnada de cáusticas cremas de
tristeza.

Cuando miro a Arnaldo y su
cuerpo desvencijado en la cama, cuando
lo veo dar pasos lentos y temblorosos
para cualquier trayecto, lo que veo es su

alma sumida en el silencio de su lucha contra el viento en un desierto de arenas infinitas.

Cuando duerme, sufre menos. Eso quiero creer aunque su ceño fruncido cante una saeta. Cuando despierta y abre los ojos, el verde de sus ojos, convertido en turbio color indefinible, me relata su cansancio. Y mueve los labios en un intento inútil por vocalizar. "Estoy harto", leo en sus palabras sin sonido.

"¿Qué más, que no esté haciendo, puedo hacer?", le pregunté a Carlos Sucre, uno de los tantos protagonistas de esta historia que nos toca vivir. "Nada, mi niña, nada", me respondió.

Nada. La palabra más horrenda de este idioma que nos enseñaron los grandes escritores. Nada. No sé qué hacer con la nada.

"¿Por qué lloras?", me pregunta Arnaldo en esta tarde de martes. Y, como en el bolero, le

respondo: "No lloro; es una basurita que
se me metió en el ojo... Anda, come, que
se enfría la sopa que te mandaron Piu y
Clementina".

Caracas, 11 de agosto, 2022

Todos nos parecemos a
nuestro dolor.
-André Malraux

Todo

Llueve en Monterrey. Desperté en la madrugada. Estiré la mano y Arnaldo no estaba. Lo encontré deambulando en el cuarto, en la oscuridad. Otra vez se había quitado la cánula del traqueostomo. Y se había desconectado del oxígeno. Balbuceaba sin sonido frases incomprensibles. Pero no estaba angustiado. Estaba simplemente extraviado. Perdido en una letanía de "no sé".

Lo tomé de la mano y lo llevé de nuevo a la cama. Hice la toilette de la cánula y se la volví a colocar. Y lo conecté a oxígeno. Y se quedó tranquilo.

"¿Dónde están todas las piezas?", me preguntó ya con la luz del amanecer. "Todas están donde tienen que estar", le respondí dándole la primera pastilla de la mañana y arropándole.

Ya con algunos exámenes en mano, hoy habrá sesión de médicos. Supongo que nos dirán dónde estamos parados. Ellos, los hombres y mujeres de ciencia, son nuestro punto de apoyo. Sin ellos hace tiempo que hubiéramos caído barranco abajo. Hubiéramos llegado al llegadero.

Alguien, acaso con la mejor intención pero en un burdo despliegue de insensibilidad, me escribió ayer que "si no hubieran intervenido y tratado a Arnaldo, él no hubiera pasado por todo este sufrimiento".

Respiré profundo, y le respondí: "Si no se hubiera hecho todo lo que se ha hecho, ya se hubiera publicado el obituario de Arnaldo Arnal Vallenilla". No hay que ser demasiado inteligente ni docto para entender eso.

La estupidez es como el cáncer; no se toma vacaciones.

Yo he escrito muchos obituarios en mi vida. El de Arnaldo no lo quiero escribir. Al menos no sin quedarme sin sudor.

Por Arnaldo, todo. Aunque todos los cristales de mi vida estén rotos. Canto en voz baja: "Ne me quitte pas…".

Caracas, 12 de agosto, 2022

Começaria tudo outra vez
Se preciso fosse, meu amor
A chama em meu peito
Ainda queima, saiba
Nada foi em vão.
-Gonzaguinha

Comenzar otra vez

Es difícil decir que está mejor cuando lo veo tan débil, como un mueble de fina caoba carcomido por polillas. Pero los números de sus exámenes ponen de bulto una lenta recuperación.

Las caras de los médicos y enfermeros han cambiado. Antes veía sus modos angustiados, sus rostros teñidos de "estamos haciendo todo lo posible". A más de uno se le escapó alguna frase de compasión, una mano piadosa sobre mi hombro, un abrazo de congoja. No puedo decir que hoy los veo felices, pero algo ha cambiado en su modo de hablar. La tragedia con costuras invencibles ha abandonado su mirada.

Supongo que esto es como en las guerras. Cuando pasan, los supervivientes se paran en una esquina y ven los destrozos. Ven sus calles, sus edificios y casas en ruinas. Y, agotados, con la piel de sus rostros con hondos surcos de lágrimas, piensan que no tiene remedio. Pero no es así. Con mucho esfuerzo y una titánica voluntad, comienza la reconstrucción. De a poco, lentamente. Limpiando, retirando detritos. Y edificando. Ladrillo a ladrillo.

No sé cuánto más falta de esta guerra contra el cáncer y las bacterias. No sé cuántas más rondas de tratamientos e intervenciones. No sé cuánto más nos queda en este viaje de sombras y sufrimientos. O cuántos kilómetros más tienen que pisar estos zapatos. Sé que nada habrá que yo no haga por conseguir vencer al intruso insolente. Que no existe sacrificio que no esté dispuesta a hacer. Que nuestras manos no se han alejado las unas de las otras. Que él es mi sostén y yo el suyo. Que si tenemos suerte, aún heridos, cansados y envejecidos por esta cruenta batalla con sabor a hiel, comenzaremos todo otra vez.

Por supuesto, esto no es un jardín de rosas. Estamos hartos, de todo y de todos. El uno del otro y hasta de nosotros mismos. Es parte de la estrategia del intruso insolente. Vencernos por agotamiento. Pero no. No lo logrará.

Caracas, 13 de agosto, 2022

La superficie no resiste.
Huyo hacia delante llevando el dolor
cosido a los talones. Ninguna acequia en
la que ahogarlo, ninguna huella en la
que perderlo.
-Chantal Mallard

Carta al intruso insolente

Irrumpiste en nuestras vidas. A la calladita. Como los ladrones que se cuelan en una casa decente para robar cosas de mucho valor. Una vez adentro, aprovechaste la sorpresa que provocaste en dos buenas personas -porque eso somos, dos seres humanos decentes- para desplegar tus malas artes. Nos amarraste de pies y manos y, frente a nuestra mirada atónita, arrancaste a romper, a ensuciar, a destruir. Te burlaste a mandíbula batiente de nuestra buena fe.

Cual obsceno malviviente sin honor, rompiste la vajilla, manchaste la plata, doblaste la cubertería, hiciste jirones la lencería. Tomaste las ollas y las horadaste. Le arrancaste los botones a nuestras ropas y escupiste tu podredumbre sobre nuestros pañuelos de algodón bordados con sedalina.

Pero logramos zafarnos de tus cuerdas y, para tu sorpresa, te enfrentamos. Buscamos cómo defendernos, cómo atacarte.

Estamos ensartados en una guerra contra ti y todo lo que haces y representas. Sabemos que estás en cada esquina. Que has sembrado el suelo de minas. Y caminamos con mucho cuidado evitando que estallen. No contento con tu intromisión ilegal e inmoral, buscaste unos mercenarios. Te aliaste con unas bacterias. Así eres de cobarde.

No nos das tregua ni nosotros a ti. Y hombres y mujeres de ciencia se han convertido en hábiles francotiradores que van acertando en sus disparos. Te han obligado a retraerte. Ah, resulta que no eres tan fuerte como presumes.

Sí, esto es un decreto de guerra a muerte. Habrá vencedores y vencidos. No esperes un armisticio. No habrá cese de hostilidades. O ganas tú y tus bacterias mercenarias, o nosotros. No hay forma de quedar tablas.

Y, te lo repito, no me rindo porque no me da la gana.

Caracas, 14 de agosto, 2022

Hay heridas que, en vez de
abrirnos la piel, nos abren los ojos.

-Pablo Neruda

Ahogar gritos

Hay muchas cosas laberínticas en la lucha contra males severos. Algunas son "de librito". Comunes a todos los que los padecen y a quienes cuidan al enfermo. Previsibles, por decir lo menos. El agotamiento presenta cada día una nueva cara. Los cuerpos protestan de múltiples formas. Duele todo. Hasta el último milímetro del cuerpo y el espíritu.

Pero cada enfermo es un mundo. Cada enfermo escribe una nueva historia sobre páginas en blanco que se sumarán a los textos de estudios médicos. Cada enfermo es una nueva estadística.

Sí, lo reconozco, hay días en que siento que ya no puedo más. Lo peor es la rabia. Me consume y tengo ganas de asomarme a la ventana y gritar. Y también muchas veces quiero huir, echar a correr. No lo hago porque algo me frena. Quizás la poca inteligencia que me va restando.

Me dicen que son los medicamentos, los tratamientos, las drogas. El esfuerzo desmesurado de su cuerpo y de su mente. Que eso es lo que le hace decir y hacer disparates. Una y otra vez me reclama que su celular no marcha, aunque cada una de sus funciones ande bien. Me protesta, en airado silencio, que la comida sabe a cartón mojado. Que está pasada de sal o sosa, que está fría o demasiado caliente.

Anoche hubo trifulca. En la madrugada desperté y lo encontré metido dentro de un closet. Huyendo de algún espectro que siente lo persigue.

Largos minutos para convencerlo de volver a la cama. "Aquí solo estamos tú y yo", le dije.

Cuando pase el efecto de tantos químicos, ¿volverá a ser el hombre reposado, de rutinas exactas, de densos pensamientos, de modos atildados?

Este patán agrio y tan mal encarado, que dice necedades a granel, que me agrede, que reclama por nimiedades, que desparrama frases hirientes, no, este no es Arnaldo. De haber sido así, no me hubiera casado con él. Este es el cáncer. Y las bacterias. Y las drogas. Me lo repito para no caer en las trampas de la desesperación.

Hace dos meses que llegamos a Caracas. Ya maltrechos, baqueteados. Van cuatro meses desde aquel día infausto de escuchar "... no, esto no es la costra de un pan que te hirió la garganta".

7 de la mañana de un viernes. Ya da lo mismo cuál viernes. Tiembla.

No tiene fiebre. La tensión está bien. Y
respira. El temblor es por otra cosa.
Quién sabe la odisea que vive en medio
de su sueño.

Caracas, 15 de agosto, 2022

La fe es el ave que siente la
luz cuando el amanecer aún es oscuro.
-Rabindranath Tagore

Porque creemos

Sábado. Primer sábado de muchos sábados que no despierto con cada músculo en tensión. Las palabras de Andrés y Raúl Vera hicieron más por mí que varios lexotanil.

Despierto, de madrugada, como todos los días. Abrí los ojos y me sorprendí sintiendo que en mi cara estaba dibujada una sonrisa. Hace tanto, tanto, tanto que esos músculos estaban jugando banca.

Sábado. Una dulce sensación de cansancio le dice a mis músculos que hoy podemos darnos un respiro. Anoche me fui a dormir y cerré los ojos saboreando las palabras de Andrés:

"Creo que le ganamos, con bastante seguridad, la pelea al bicho...".

Aquella oración de once palabras fue como la nana que se le canta a un bebé para tranquilizarlo mientras lo mecemos en brazos. Y sí, desperté cuatro o cinco veces para verlo. Dormía, por primera vez, plácido, sin el rictus dibujado en su rostro. Dejó de ser un cuadro de Goya para convertirse en un retrato de Vermeer.

Llegará el día en que seremos un cuadro de Sorolla. En un parque, en un campo, en una playa serena. Llegará el día en que caminaremos por una calle escuchando un aria de Puccini. Llegará el día en que la voz dulce de Bocelli, cantando "Porque creemos", será el despertador que nos desperece.

https://youtu.be/YSHEo1YYqF8

La letra, traducida al español, dice frases como estas:

Mira allá afuera: es de mañana
Este es un día que recordarás
Apresúrate, levántate y ve
Existen quienes creen en ti
No te rindas
Una vez en cada vida
Llega un momento
En que caminamos totalmente solos
Y hacia la luz
Ese momento no durará mucho pero
Lo recordamos nuevamente
Cuando cerremos nuestros ojos
Como estrellas a lo largo del cielo
Para poder brillar
Tendrás que ganar
Nacimos para brillar
Todos nosotros, porque creemos
Mira al frente y nunca le des la espalda
A las caricias de tus sueños,
A tus esperanzas y entonces
Voltea hacía el mañana
Hay una línea que marca la meta ahí
No te rindas
Alguien está contigo

Como estrellas a lo largo del cielo
Nacimos para brillar
Y para poder brillar
Tendrás que ganar.

"No te rindas". Eso se lo he repetido mil veces a la mujer apesadumbrada que veo cuando me paro frente al espejo.

Caracas, 14 de agosto, 2022

La única verdad es la
realidad.

-Aristoteles

Hoy

Hoy llovió. Por largo rato. Es agosto y en agosto suele llover mucho en Caracas. La mañana comenzó con lo de siempre: temperatura, saturación, pulsaciones, tensión arterial. Todo bien. Ninguna incidencia que reportar. Los medicamentos. Necesarios. Poco más tarde, terapia respiratoria.

Uno da por sentado muchas cosas, por ejemplo, respirar. Lo hacemos todo el día, sin pensarlo, sin reparar en su relevancia. Y es tan, pero tan importante.

Arnaldo sueña con el día en que le quiten el traqueostomo. Sabe que le salvó la vida, pero lo siente ya como un instrumento medieval de martirio.

Termina la semana. Y tenemos expectativas. Discretas. Precavidas. Soy la personificación del realismo. Cuesta, vaya si cuesta metabolizar las buenas noticias. Las escuchamos y suenan tan esperanzadoras que de veras nos pellizcamos. Es como bien canta con ternura Serrat, "... caminamos de puntillas por no romper el hechizo".

Mañana habrá nuevo escrutinio de bacterias. Se va una y llega otra. Cambian los antibióticos. Me acuerdo de mi hermana Milagros. Ella me decía que las bacterias y los virus son enemigos ocultos, feroces, taimados, devoradores. Son homicidas silenciosos.

Pero Arnaldo está mejor. No bien, pero mejor. Camina sin bastón. Y hoy, cuando se fue la electricidad por largos minutos, aguantó sin el respirador. Sin llegar a bajos niveles de saturación. Sin asfixiarse.

Hoy no se ha quejado de dolores. Y ha comido sin sentir que cualquier cosa le calcina la garganta. Hoy ha sonreído.

Ayer vinieron Miguel Ángel, Mercedes y Graciela. Y también Ariane. Arnaldo dormía. Pero cuando ya se iban pasaron a verlo. Sé que ver a Graciela le da ánimos. Y Miguel Ángel es recordatorio de buenos y felices tiempos. Para Ariane, lo sé, todo esto ha sido difícil. No solo revive lo que ocurrió hace 33 años con mi hermano Carlos. Además, su cuñado Carlos Vicente Sucre, tan querido por todos nosotros en la familia, las ha pasado muy complicadas en los últimos meses. El cáncer también lo atacó. Y no lo venció.

Hoy vinieron María Mercedes y Andrés Romero. Larga conversación entre amigos de siempre con quienes no hay que fingir. Andrés se quedó con él y María Mercedes y yo bajamos a hacernos la visita. A veces la medicina más curativa es un sencillo hablar, aunque Arnaldo no emita sonidos. El arte de la amistad.

Hoy llovió. Hoy no lloré. Hoy Arnaldo no lloró.

No soy más que un dolor
cubierto de piel.
-John Steinbeck

Líneas a Andrés Romero

Andrés, yo sé que estoy físicamente destruida. "Flaca, fané y descangallá", como canta el tango de Discépolo. Que tú, que me conoces desde que éramos adolescentes sin arrugas ni una cana, te impresionas al ver a tu amiga, siempre tan presumida y coqueta, tan cuidadosa de peinados y vestidos, en este estado.

No soy ni la sombra de lo que fui. Lo sé bien. El espejo me lo dice todos los días. Es, créeme, lo de menos. Lo de más son los callos que tengo en el alma. Esos no se quitan yendo a la peluquería o con cremas que se compran en tiendas de belleza. No hay ácido hialurónico para esas arrugas del espíritu.

Pero hoy no tengo tiempo ni energía para mí. Todo esfuerzo tiene que ser para lograr que Arnaldo salga de este túnel. Muchas cosas son irrecuperables. Algunas importan. Otras no. Habrá que reconstruir sobre las ruinas, entre los escombros descubrir esos pedazos que por suerte quedaron intactos o con menos magulladuras.

Yo no declaro victoria. Aún no. Aunque los médicos sonrían y quieren descorchar champagne, yo no me fío. Confío en los médicos, pero el cáncer es traicionero, ladino, artero. Es el diablo irreverente que se complace en destruir, en tomar pastizales por asalto y regarlos con aguas de maldad. Hoy somos supervivientes. Eso por hoy me basta. Gracias por los dulces y por el aguacero de cariño.

Caracas, 16 de agosto, 2022

Muchas cosas que se
perdieron, acaso perdidas quedarán, sin
posibilidades de zurcido invisible.
-Soledad Morillo Belloso

Segunda oportunidad

No hay fotos de Arnaldo durante el cáncer. Y si hubo alguna, me encontró de frente en el más absoluto rechazo. No lo permito. Arnaldo es mi marido, no el personajillo protagonista de un videíto de pésima factura y lastimosa producción para montar en Instagram.

De él, de nosotros, tengo muchas fotos. Del verdadero Arnaldo.

No voy jamás a caer en el expediente de darle palestra al cáncer. No quiero que lo retraten como está ahora. Porque este de ahora no es Arnaldo. No quiero que digan "ay, pobre", o peor, "pero no está tan mal". No voy a caer en la trampa de las redes. Tengo suficiente con los fuegos de este infierno

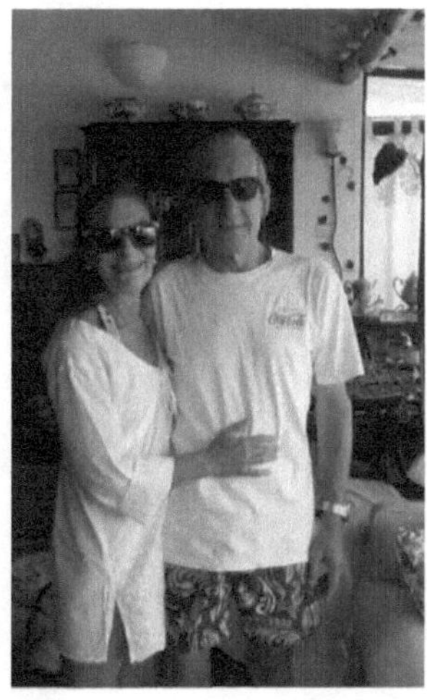

como para, encima, hacer de esto un guión de comedia barata que alimenta hogueras de frivolidades. Una sociedad que publicita el dolor y lo convierte en un post viralizado en Instagram, Twitter y Facebook está enferma de fatuidad, de irrelevancia.

Este es Arnaldo, mi Arnaldo. Estos somos nosotros. La foto nos la hizo Guadalupe hace algún tiempo. Así éramos antes de la catástrofe. Así volveremos a ser. O no. Quizás no logremos recuperarnos totalmente. Muchas cosas que se perdieron, acaso perdidas quedarán, sin posibilidades de zurcido invisible. Pero la vida nos está dando una segunda oportunidad.

Caracas, 16 de agosto, 2022

Uno se enfrenta al futuro con
lo que aprendió en el pasado.

-Pearl Buck

El futuro

Arnaldo aún no ha sido dado
de alta. Esto no ha terminado. Pero
quizás ya podemos dejar de estar en este
desgastante modo permanente de "un día
a la vez". Y tal vez ser lo
suficientemente corajudos como para
atrevernos a bocetear algo con colores
de futuro.

No ha sido fácil y
seguramente nos toque caminar muchos
kilómetros más por pasillos de clínicas.
Más tratamientos, más exámenes, más
controles, más terapias, más
rehabilitación. No se puede bajar la
guardia. El intruso insolente es tenaz,
pérfido, alevoso.

No se puede vivir sin plan, sin mapa, sin rutinas. Eso es un disparate. No es posible navegar cada día en las mismas aguas. Los ríos, los lagos, los mares, los océanos cambian todos los días. Los marineros saben eso.

No sé de dónde voy a sacar la fuerza para la reconstrucción. La tuve para no naufragar y la encontraré ahora para navegar y llegar a puerto seguro. La tendré para cargar uno a uno los ladrillos y edificar de nuevo.

Llevo meses viviendo en un universo paralelo. 24/7 en tribulación y turbulencia. Sin hacer otra cosa que enfrentar al intruso insolente. No más.

Contra el cáncer hay que luchar, pero también hay que cerrarle la puerta. Dejarle claro que no va a manejar más nuestras vidas.

Planes. Tengo que volver a trabajar, buscar un lugar sencillo donde vivir, lograr que el cáncer sea parte de nuestra vida, no que sea toda nuestra vida. Necesito reconstituir mi cuerpo y mi alma. Reinventarnos. Que Arnaldo venza esas bacterias que son ocupantes ilegales. Que recupere peso, deje de usar ropas de enfermo y aprenda otra vez a respirar, a hablar, a comer, masticar y deglutir. Que deje de tener pesadillas y vuelva a tener sueños bonitos.

No queremos una vida de lujos. Queremos la sencillez como premisa. Que nuestras conversaciones vuelvan a ser sobre libros, películas, series, museos, historia, gastronomía, viajes, arte, música. Que volvamos a pelearnos por cosas realmente importantes, como la pasta de dientes espachurrada y la camisa vieja cuyo uso él se niega a descontinuar.

Necesitamos cicatrizar nuestras heridas, coser como podamos los huecos de nuestros bolsillos, alimentar nuestras almas con imágenes bonitas. Pensar en lugares a donde no hemos ido o a los que nos gustaría volver. Malta, Asturias, Praga, París, Venecia. Ir a ver el amanecer en

Canaima, comer en Casa Pakea en Galipán, volver a extasiarnos con los atardeceres en Pampatar, desayunar arepas donde Moya.

Necesitamos encuentros en los que compartir conversaciones triviales con amigos y fotos de reuniones en los que nos ataquemos de la risa por la más reciente pendejada que nos pasó.

No hay que ser un genio ni un experto en enfermedades para saber que a la depresión aguda sumo eso que los especialistas llaman síndrome de fatiga crónica. Estoy muy consciente de ello y no quiero escuchar consejos empapados en voluntarismo.

Me paso mucho tiempo sola, en silencio. Intento restañar mis heridas de guerra. Están ahí, abiertas, supurando. Me tomará tiempo que cicatricen. Necesito volver a pensar, a decir, a escribir. Tengo textos inconclusos que esperan párrafos. Personajes que pacientemente aguardan que sea su autor. Mi cerebro no puede seguir sumergido en lagunas de ira y melancolía. No, no seré la misma. Nadie sale ileso de esto. Eso es física y emocionalmente imposible.

Tengo que reinventarme, remodelar mi espíritu, dejar aparcadas las cuentas por cobrar y solo empecinarme en honrar las deudas, las financieras y las morales. Y tengo que lograr que muchos dolores me resbalen. Que la lluvia de desabridos pretextos me pase de largo sin dejar marca.

Arnaldo y yo necesitamos vivir de nuevo y no tan solo sobrevivir.

Necesitamos nostalgiar el futuro posible, no el que ya no puede ser. Ocuparnos de lo alcanzable, dejar de lamentarnos por lo que no tiene remedio. Arar en nuevos campos y fertilizarlos con máximo cuidado para que en ellos se produzca una buena cosecha. Darle al ganado potreros frescos y verdes en los que poder pastar.

Y sí, también, necesitamos enamorarnos de nuevo.

Termino estas crónicas. Aunque todavía estamos lejos de la meta, no contaré más. Finalizo con lo primero que pensé luego que me dijeron que tenía cáncer. Aquel infausto día, con las ojeras empapadas y un sudor frío que me recorría todo el cuerpo, me paré frente al espejo y me dije: "No te rindas".

Y bueno, no me rendí. Ni me rendiré. El tampoco se rindió ni se rendirá. Y eso quizás nos dará la oportunidad de estar juntos unos años más y de tal vez, solo tal vez, tener la dicha de envejecer tomados de la mano y en paz. Dos viejos flacuchentos caminando por una pequeña y vieja calle de alguna pequeña y vieja ciudad. Mirando al horizonte, que siempre está, siempre está.

Gracias a todos los que estuvieron. Gracias a todos los que están. Sin ustedes, esta diminuta mujer que soy no hubiera podido superar la tempestad.

Y a ti, que luchas contra el cáncer, o que estás luchando junto a y por un ser querido, solo quiero decirte: aunque no sepas si vas a ganar, no te rindas. Si el día está gris y el frío te cala hasta los huesos, no te rindas. Si sientes que la resaca de un mar enfurecido te revuelca y te quiere tragar, no te rindas. Si crees que ya no te quedan lágrimas para derramar, si sientes que tu cuerpo y tu espíritu se congelan en pasillos, si transpiras sudores fríos de desesperación y desesperanza, si son días eternos y noches infinitas nadando contracorriente y ya no sabes de dónde sacar fuerzas, no te rindas.

Cierra la puerta a los que se acercan a ti en un alarde procaz de banalidad. Son peso muerto. Ahuyéntalos. Dales boleto de ida sin regreso. Para esgrimir derechos, hay que cumplir con los deberes. El que no suma, resta.

Párate frente al espejo y a esa persona maltrecha y abatida que ves reflejada en el cristal dile: "No te rindas".

Confía en tus médicos, en la ciencia. Ellos son tus mejores aliados. Aunque la mitad de las veces no entiendas su lenguaje enrevesado, ellos están luchando contigo. No son mercenarios de ocasión. Tal vez caigas en el error de creerlo porque los sientas fríos, pero para ellos tú no eres un número.

Escucha a los técnicos, terapistas y enfermeros. Apóyate en ellos. Sus manos están ahí para ayudarte. Gente como Ericka, Ricardo, Andrea, Daniel y tantos otros, créeme que sufren contigo, aunque tengan que guardar su dolor en bolsillos ocultos de sus uniformes para no contagiarte de más penas de las que ya cargas sobre tus espaldas.

Quizás tú no lo sabes, pero el cáncer comete horribles errores ortográficos y gramaticales. Tiene mala sintaxis, pésima caligrafía y desconoce la elegancia de la semántica. Es burdo, basto, escribe torcido y no tiene buena letra ni buen arte.

¿Sabes qué? Tu fortaleza es su debilidad. No escribas la historia que el cáncer quiere que escribas. Escribe tu propia historia. Si vences, él quedará derrotado. Si resultare que no, él no te habrá derrotado, porque no habrá vencido a tu alma. Tres palabras, diez letras: no te rindas.

Caracas, agosto 17, 2022

No se puede nadar hacia
nuevos horizontes hasta no tener el
coraje de perder de vista la costa.
-William Faulkner

Música celestial

"Nos vemos en seis semanas", dijeron Andrés y la doctora Sánchez. "En seis semanas revisamos", dijeron Carlos Sucre y la muy linda y entaconada doctora Sabra.

"El ya no tiene cáncer", dijo Andrés. Ese es el titular para la primera plana. A 8 columnas. En mayúsculas y negritas. Cinco palabras que suenan a gloria. Música celestial para mis oídos. Casi me desmayo. Salimos de GURVE y nos cruzamos con la doctora María José. Su sonrisa suave me dijo mucho más que mil palabras.

Marielena Gómez no estaba. Anda de merecidas vacaciones con sus niños. Pero seguro ya está enterada y puedo intuir su satisfacción personal y profesional.

Llegamos de vuelta a casa. Era tal el shock que casi se desvanece mientras lo bajaba del carro. Lo llevé al cuarto y lo acosté. Y luego me encerré en el baño, me miré al espejo y me guindé a llorar como descosida.

Mañana cita con Mata Iturriza para iniciar el protocolo de quitar el traqueostomo. Tampoco será breve ni fácil. Mucho trabajo por delante. Nada ha habido ni habrá en este asunto que sea como pelar mandarinas. Tenemos por delante largas semanas de terapias. Respiratoria, de deglución y lenguaje, de recuperación física de un cuerpo que pasó por una cruenta intentona de golpe de estado. Y vendrán innumerables chequeos y exámenes.

Siento una tranquilidad sosegada, comedida, cautelosa. Cuesta empezar a tratar de ser feliz otra vez. Tenemos atrofiados los músculos de la alegría. A esos también hay que rehabilitarlos. Y sí, algún día volveremos a atacarnos de la risa.

Ya pronto, el 27 de agosto, Arnaldo cumple años. Y apagará una velita, una, su primer cumpleaños. Y no, no habrá fotos. Mientras sigamos siendo espectros no habrá fotos. No quiero el reportaje gráfico de esta tragedia.

No hay punto final. Lo sé. Por favor, ahórrenme la catarata de bobadas que sé de memoria. Hay solo puntos suspensivos. No hago profecías. Esta historia no tiene epílogo.

Pero es, por ahora, nuestra historia, nuestra. Arnaldo y yo, juntos y revueltos.

Postales en letras desde Madrid

Mi amiga Olga de Aguirrebeitia -OlgaK para muchos- que vive en Madrid, me envía sus buenos deseos. Lo hace de una manera muy particular, tan particular como por fortuna es ella. Con frases sencillas que expresan la densidad de sus sentimientos.

"Que el camino por delante, sea con toda la luz que hace falta y la justa sombra que es caricia. Que siempre les sorprenda algo inesperado y bello en un recodo del camino. Que las explosiones de color, lejos de opacar una a otra, las hagan aún más brillantes Que nunca falte el agua -literal y figurativa - que sacie la sed. Que siempre encuentren el espacio jugar…siempre. Que una señora bella los cubra con su manto. Que vuestro lecho sea siempre mullido como este césped que veo. Y que el camino siempre les tenga un banco para descansar, agradecer, soñar… y así seguir caminando."

El primero de los bienes
después de la salud
es la paz interior.
-François de la
Rochefoucauld

No te rindas
es original de Soledad Morillo Belloso. Su
reproducción total o parcial requiere
autorización expresa del autor.
Se terminó de escribir en Caracas, Venezuela,
el 22 de agosto de 2022.